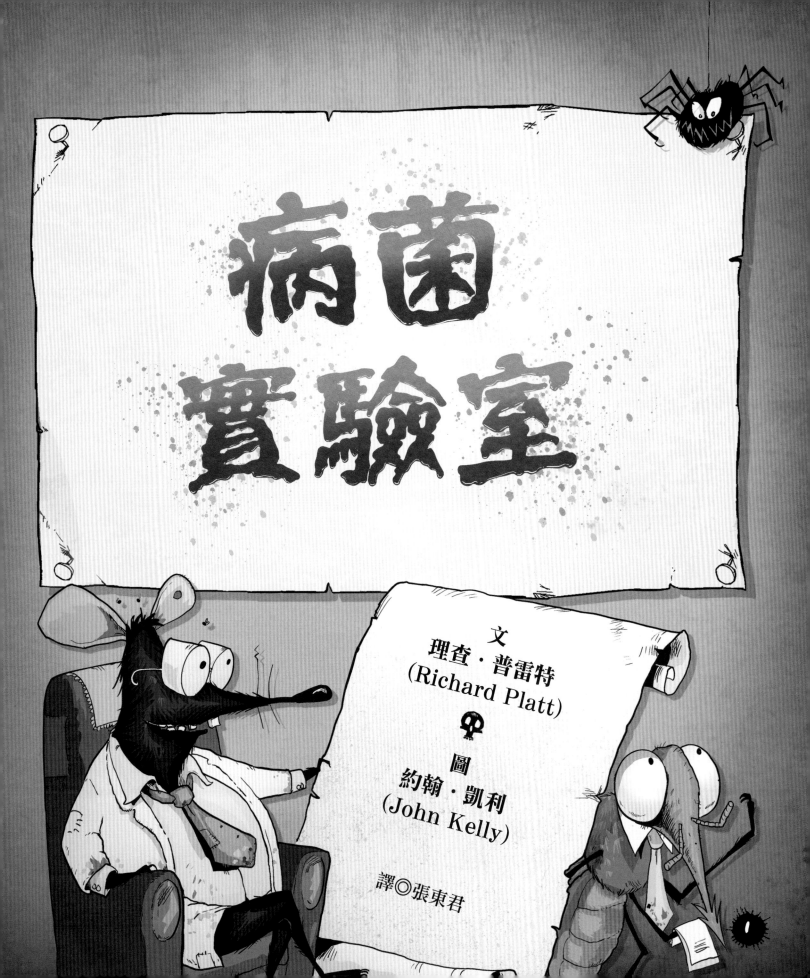

病菌實驗室

文
理查·普雷特
(Richard Platt)

圖
約翰·凱利
(John Kelly)

譯◎張東君

繪本館
病菌實驗室

著者ㅣRichard Platt・繪者ㅣJohn Kelly・譯者ㅣ張東君・審訂ㅣ林氏璧
叢書編輯ㅣ葉倩廷・整體設計ㅣ黃淑華・副總編輯ㅣ陳逸華
總編輯ㅣ涂豐恩・總經理ㅣ陳芝宇・社長ㅣ羅國俊・發行人ㅣ林載爵
聯經出版事業股份有限公司
新北市汐止區大同路一段 369 號 1 樓
(02)86925588 轉 5313
2021 年 4 月初版
有著作權・翻印必究
Printed in Taiwan

文聯彩色製版印刷有限公司印製
行政院新聞局出版事業登記證局版臺業字第 0130 號
本書如有缺頁，破損，倒裝請寄回台北聯經書房更換。
聯經網址：www.linkingbooks.com.tw
電子信箱：linking@udngroup.com
ISBN　978-957-08-5745-0(精裝)
定價：新臺幣 380 元

目次

 4 病菌實驗室
基本介紹

 6 在顯微鏡之下
近看病菌

 8 疾病是怎麼傳播的
病菌怎麼搗蛋

 10 病菌戰爭
全球大流行

 12 惡棍名人堂
史上最糟的罪犯

 14 黑死病
案例研究：鼠疫

 16 瘟疫蔓延了！
更多鼠疫大小事

 18 不潔，不潔！
案例研究：漢生病

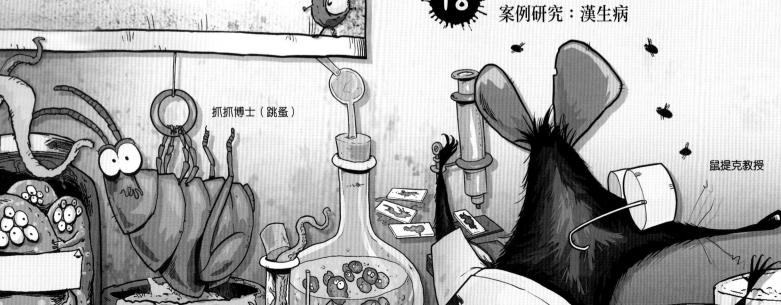

抓抓博士（跳蚤）

鼠提克教授

20 致命的辯論
病菌理論的歷史

22 不乾淨的水井
案例研究：霍亂

24 小蟲蟲大突破
微生物學

26 瀰漫的死亡氣息
案例研究：瘧疾

28 小兒疾病
恐怖的貧民窟

30 治療天花
案例研究：天花

32 反擊
免疫及免疫作用

34 戰時殺手
案例研究：流行性感冒

36 枯萎和飢荒
作物殺手

38 真菌和發燒
案例研究：麥角中毒

40 現代的危險
當病菌去度假

42 X光救援
案例研究：結核病

44 未來
新的疾病及解決方式

46 病菌名詞
專有名詞釋義

伊波拉病毒

結核桿菌

尋找這些角色——他
們會帶領你穿越病菌
實驗室的黑暗走廊

實驗室助理　叮叮
（采采蠅）

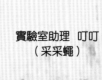

實驗室助理　文茲
（蚊子）

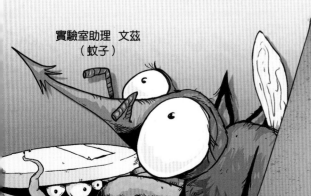

這本書中的年份

「西元」是當今國際社會最廣泛使用的紀年標準，從
西元元年開始計算。

「西元前」是指西元元年之前的任何日期。例如西元
前100年即是指，西元紀年開始前的一百年前。

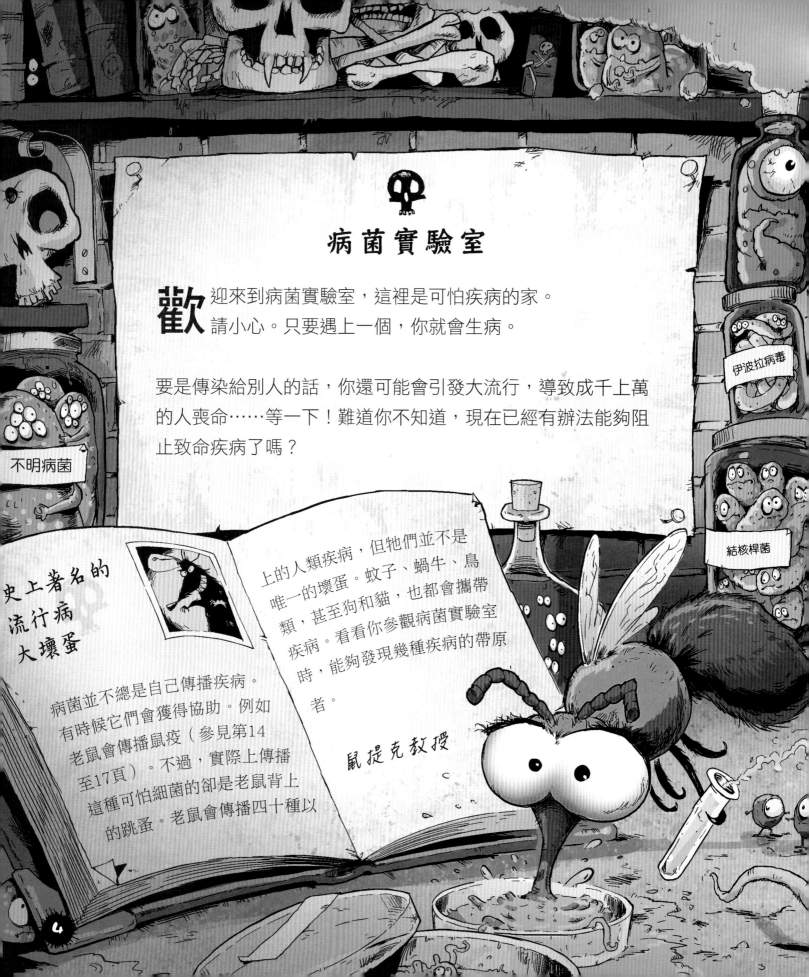

病菌實驗室

歡迎來到病菌實驗室，這裡是可怕疾病的家。請小心。只要遇上一個，你就會生病。

要是傳染給別人的話，你還可能會引發大流行，導致成千上萬的人喪命……等一下！難道你不知道，現在已經有辦法能夠阻止致命疾病了嗎？

伊波拉病毒

不明病菌

結核桿菌

史上著名的
流行病
大壞蛋

上的人類疾病，但牠們並不是唯一的壞蛋。蚊子、蝸牛、鳥類，甚至狗和貓，也都會攜帶疾病。看看你參觀病菌實驗室時，能夠發現幾種疾病的帶原者。

病菌並不總是自己傳播疾病。有時候它們會獲得協助。例如老鼠會傳播鼠疫（參見第14至17頁）。不過，實際上傳播這種可怕細菌的卻是老鼠背上的跳蚤。老鼠會傳播四十種以

鼠提克教授

認識病菌

有三類病菌會傳播疾病。

原生生物是很微小的生物。

細菌則比它們還要小，是最小的生物。

病毒更小，但是它們沒有生命。

病毒會誘使我們的身體去複製它們，直到數量夠多，足以造成危險。

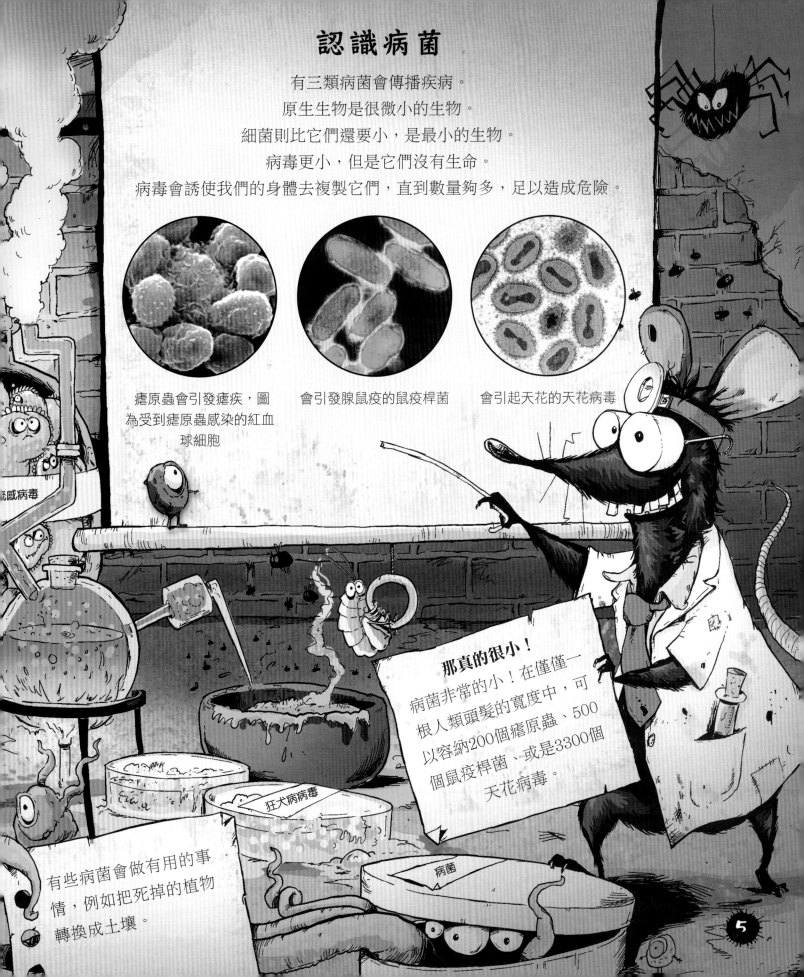

瘧原蟲會引發瘧疾，圖為受到瘧原蟲感染的紅血球細胞

會引發腺鼠疫的鼠疫桿菌

會引起天花的天花病毒

流感病毒

狂犬病病毒

病菌

那真的很小！
病菌非常的小！在僅僅一根人類頭髮的寬度中，可以容納200個瘧原蟲、500個鼠疫桿菌、或是3300個天花病毒。

有些病菌會做有用的事情，例如把死掉的植物轉換成土壤。

在顯微鏡之下

我們無法以肉眼看到病菌。事實上，一直到十七世紀發明了顯微鏡以後，科學家才第一次看到了這些討厭的小傢伙們。

顯微鏡利用鏡片將病菌的影像放大，實驗室裡的專家就能夠鑑定它們了。

再靠近一點！
實驗室顯微鏡利用兩片鏡片，把事物的影像放大，遠比它們的實際尺寸還要大許多。靠近底部的「接物鏡」能夠把位於它下方的物體影像放大。而位於顯微鏡頂部的「接目鏡」則會再次放大。

比較大的細菌
你可以使用放大一百倍的顯微鏡看到細菌。細菌迅速繁殖，聚集成群，稱作「菌落」。到處都有細菌，不過只有少數會傳播疾病。

第一台顯微鏡

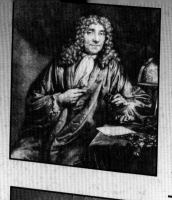

第一位看到細菌的人是荷蘭科學家——安東尼‧馮‧雷文霍克。他使用的顯微鏡只有拇指那麼大，鏡頭是用小小的玻璃珠做成的。他在西元1600年代後期研究原生生物和細菌，但沒料到它們會引發疾病。

近觀原生生物

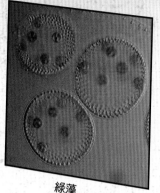

綠藻

比細菌稍大一點的原生生物，在顯微鏡下很容易觀察到。它們喜歡潮濕的地方。有些藻類會像植物一樣行光合作用。還有些比較像動物，會扭來扭去尋找食物。

放大病毒

病毒非常的小，只有用強力的電子顯微鏡才能看得見。它們入侵身體的細胞——這是建構所有生物的最小基礎單位。一旦進入細胞內部，病毒就會強迫細胞製造越來越多完全相同的病毒。這會損害細胞、引發疾病。

一般的顯微鏡是用光來放大影像。但是由於病毒比光束要小，它們看起來就很模糊。於是科學家就使用電子束——微小的粒子——去對準病毒。電子顯微鏡（右圖）可以把物體放大到高達兩百萬倍。

7

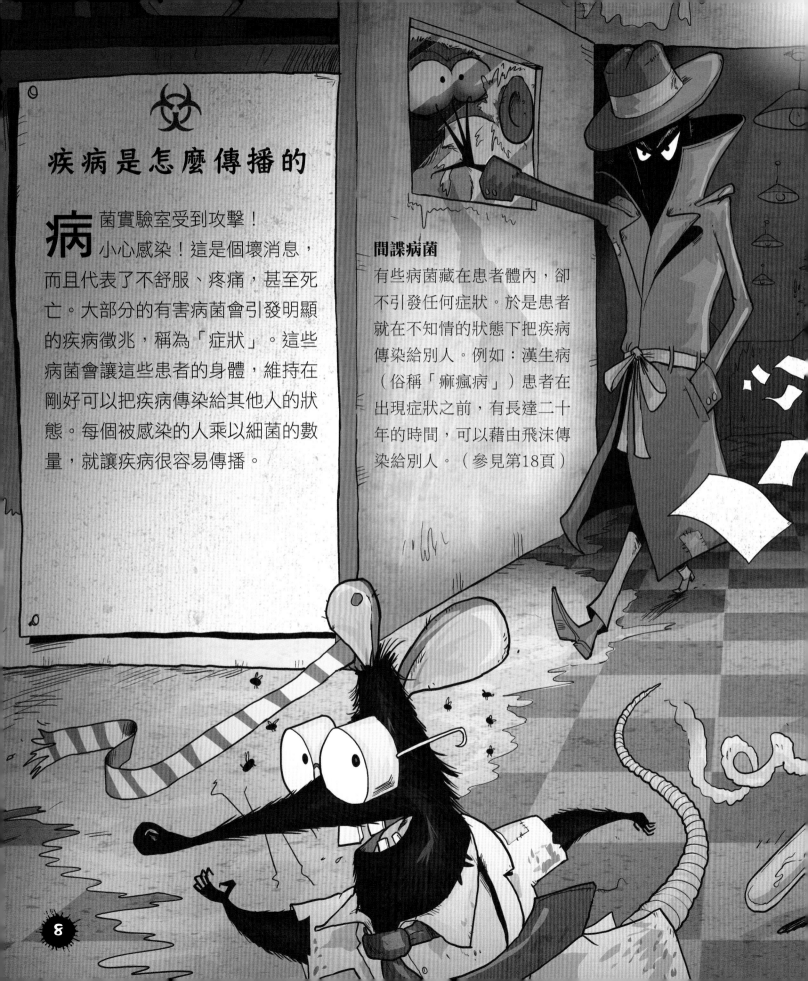

疾病是怎麼傳播的

病菌實驗室受到攻擊！小心感染！這是個壞消息，而且代表了不舒服、疼痛，甚至死亡。大部分的有害病菌會引發明顯的疾病徵兆，稱為「症狀」。這些病菌會讓這些患者的身體，維持在剛好可以把疾病傳染給其他人的狀態。每個被感染的人乘以細菌的數量，就讓疾病很容易傳播。

間諜病菌

有些病菌藏在患者體內，卻不引發任何症狀。於是患者就在不知情的狀態下把疾病傳染給別人。例如：漢生病（俗稱「痲瘋病」）患者在出現症狀之前，有長達二十年的時間，可以藉由飛沫傳染給別人。（參見第18頁）

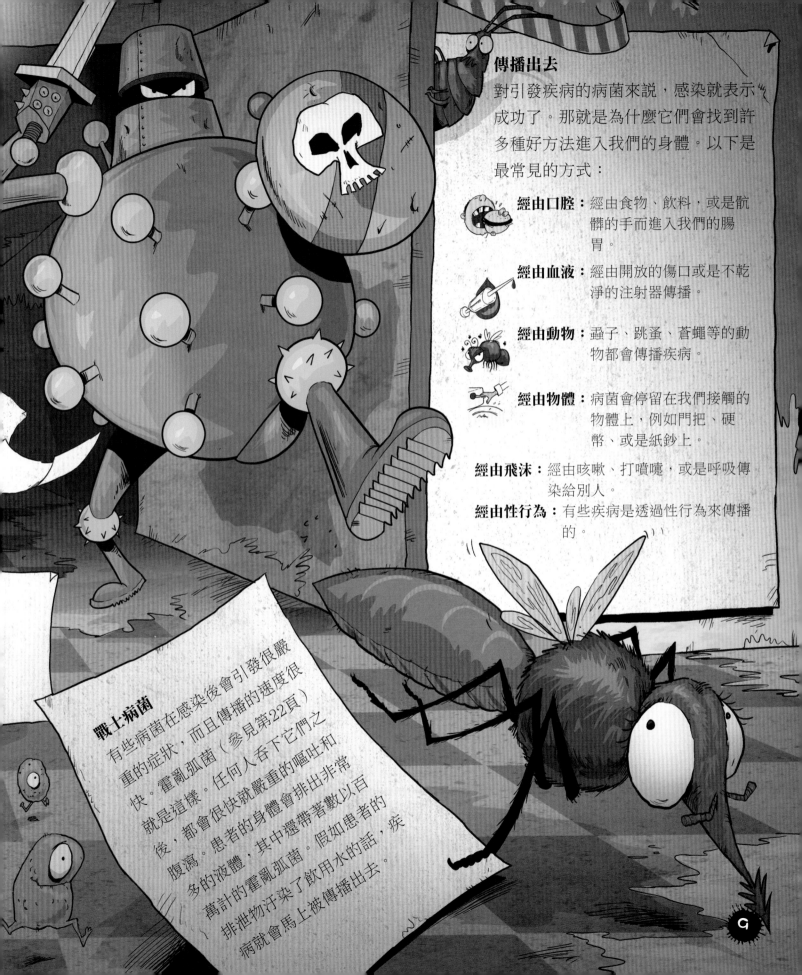

傳播出去

對引發疾病的病菌來說，感染就表示成功了。那就是為什麼它們會找到許多種好方法進入我們的身體。以下是最常見的方式：

經由口腔：經由食物、飲料，或是骯髒的手而進入我們的腸胃。

經由血液：經由開放的傷口或是不乾淨的注射器傳播。

經由動物：蝨子、跳蚤、蒼蠅等的動物都會傳播疾病。

經由物體：病菌會停留在我們接觸的物體上，例如門把、硬幣、或是紙鈔上。

經由飛沫：經由咳嗽、打噴嚏，或是呼吸傳染給別人。

經由性行為：有些疾病是透過性行為來傳播的。

戰士病菌

有些病菌在感染後會引發很嚴重的症狀，而且傳播的速度很快。霍亂弧菌（參見第22頁）就是這樣。任何人吞下它們之後，都會很快就嚴重的嘔吐和腹瀉。患者的身體會排出非常多的液體，其中還帶著數以百萬計的霍亂弧菌。假如患者的排泄物汙染了飲用水的話，疾病就會馬上被傳播出去。

病菌戰爭

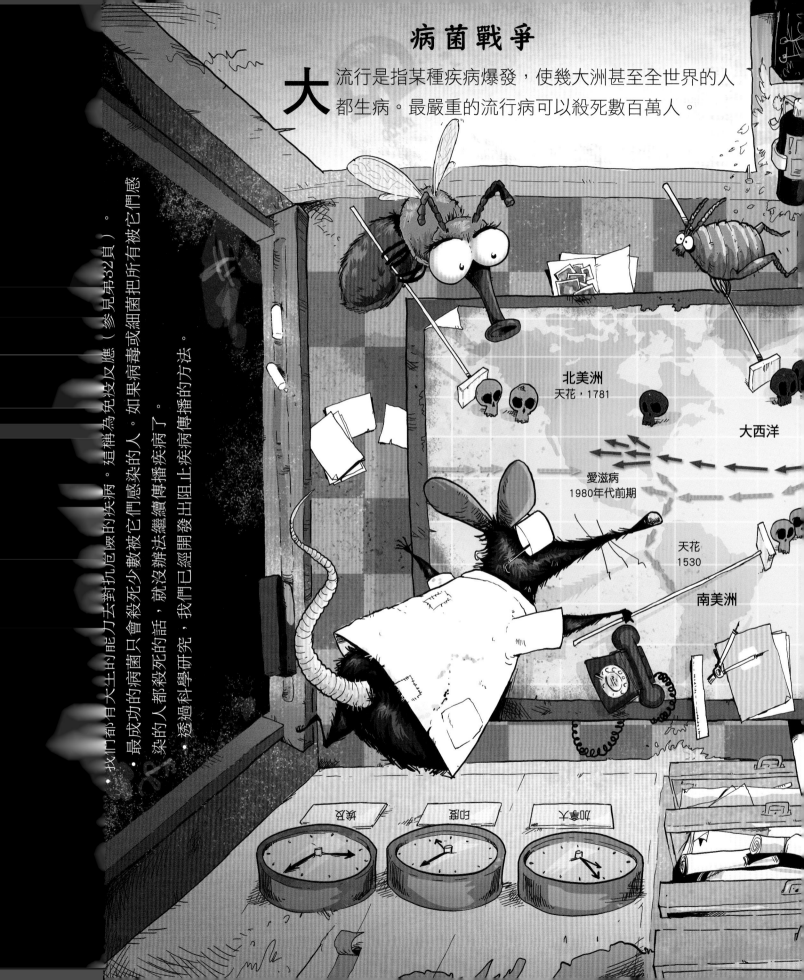

大流行是指某種疾病爆發，使幾大洲甚至全世界的人都生病。最嚴重的流行病可以殺死數百萬人。

北美洲
天花，1781

大西洋

愛滋病
1980年代前期

天花
1530

南美洲

- 我們都有天生的能力去對抗危險的疾病。這稱為免疫反應（參見第32頁）。

- 最成功的病菌只會殺死少數被它們感染的人。如果病毒或細菌把所有被它們感染的人都殺死的話，就沒辦法繼續傳播疾病了。

- 透過科學研究，我們已經開發出阻止疾病傳播的方法。

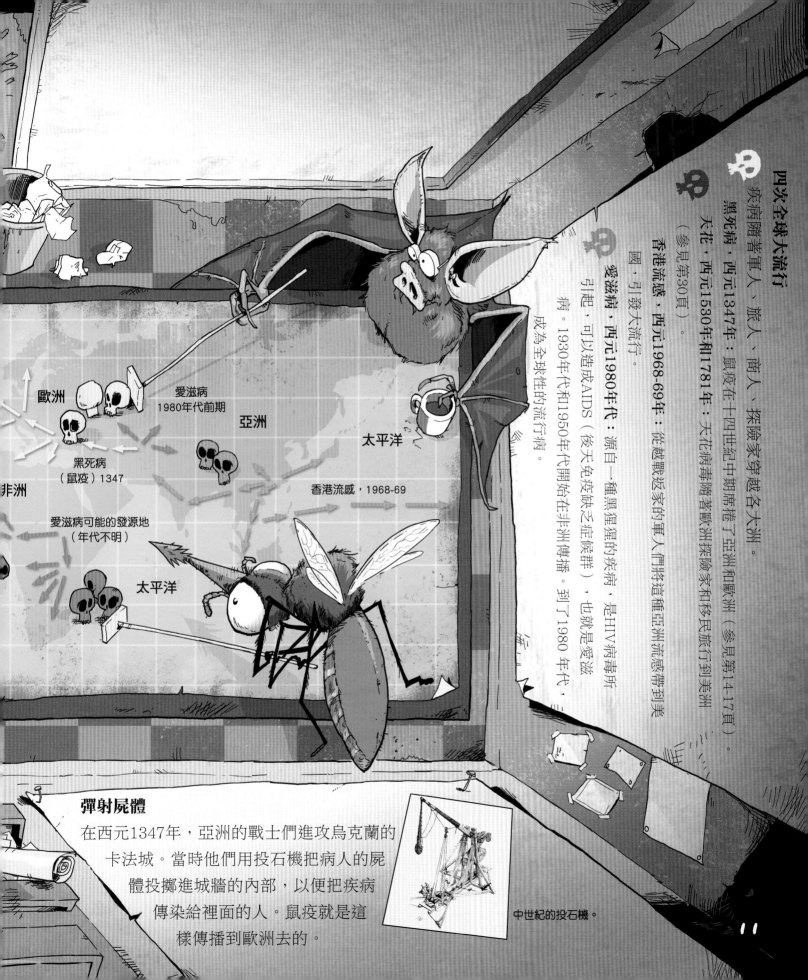

四次全球大流行

☠ 疾病隨著軍人、旅人、商人、探險家穿越各大洲。

☠ 黑死病，西元1347年：鼠疫在十四世紀中期隨著歐洲探險家旅行到美洲（參見第14-17頁）。

☠ 天花，西元1530年和1781年：天花病毒隨著歐洲探險家和移民旅行到美洲（參見第30頁）。

☠ 香港流感，西元1968-69年：從越戰返家的軍人們將這些亞洲流感帶到美國，引發大流行。

☠ 愛滋病，西元1980年代：源自一種黑猩猩的疾病，是HIV病毒所引起，可以造成AIDS（後天免疫缺乏症候群），也就是愛滋病。1930年代和1950年代開始在非洲傳播，到了1980年代，成為全球性的流行病。

歐洲

非洲

愛滋病
1980年代前期

黑死病
（鼠疫）1347

愛滋病可能的發源地
（年代不明）

太平洋

亞洲

太平洋

香港流感，1968-69

彈射屍體

在西元1347年，亞洲的戰士們進攻烏克蘭的卡法城。當時他們用投石機把病人的屍體投擲進城牆的內部，以便把疾病傳染給裡面的人。鼠疫就是這樣傳播到歐洲去的。

中世紀的投石機。

11

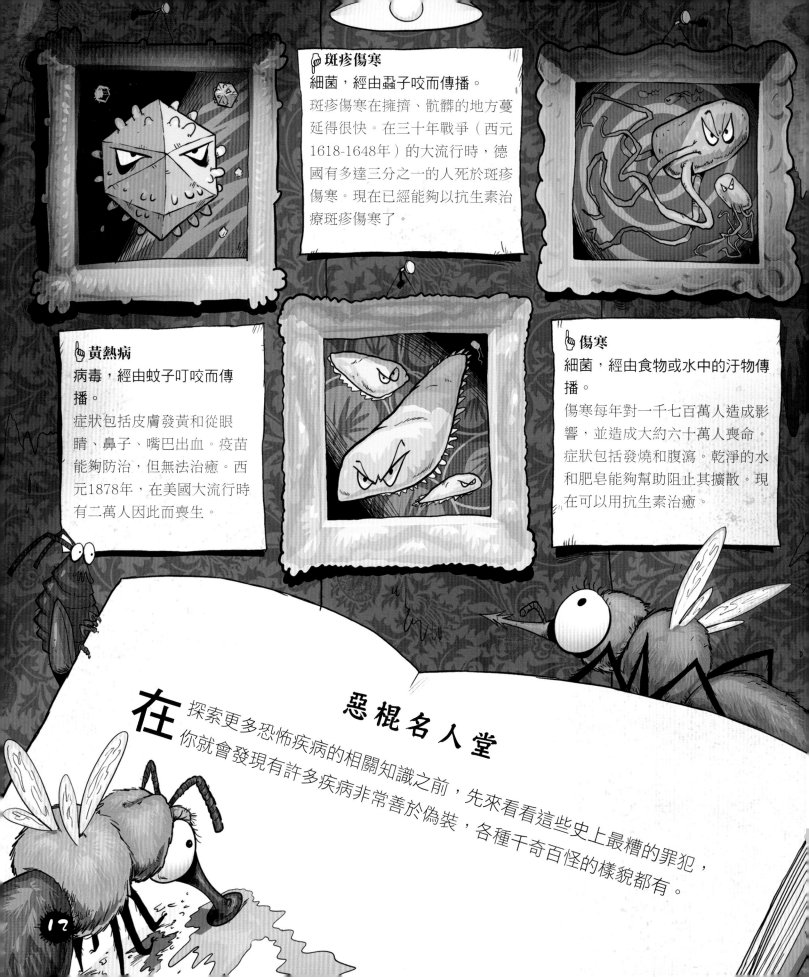

☝ 斑疹傷寒

細菌，經由蝨子咬而傳播。

斑疹傷寒在擁擠、骯髒的地方蔓延得很快。在三十年戰爭（西元1618-1648年）的大流行時，德國有多達三分之一的人死於斑疹傷寒。現在已經能夠以抗生素治療斑疹傷寒了。

☝ 黃熱病

病毒，經由蚊子叮咬而傳播。

症狀包括皮膚發黃和從眼睛、鼻子、嘴巴出血。疫苗能夠防治，但無法治癒。西元1878年，在美國大流行時有二萬人因此而喪生。

☝ 傷寒

細菌，經由食物或水中的汙物傳播。

傷寒每年對一千七百萬人造成影響，並造成大約六十萬人喪命。症狀包括發燒和腹瀉。乾淨的水和肥皂能夠幫助阻止其擴散。現在可以用抗生素治癒。

惡棍名人堂

在探索更多恐怖疾病的相關知識之前，先來看看這些史上最糟的罪犯，你就會發現有許多疾病非常善於偽裝，各種千奇百怪的樣貌都有。

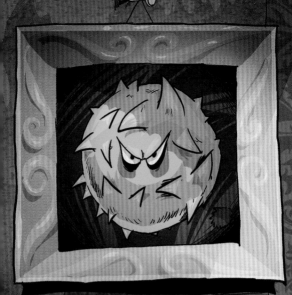

☞登革熱
病毒，經由蚊子叮咬而傳播。

這種疾病威脅著全世界五分之二的人口。病患會感到關節疼痛，僅能症狀治療，沒有藥物可使用。科學家正在研發疫苗。

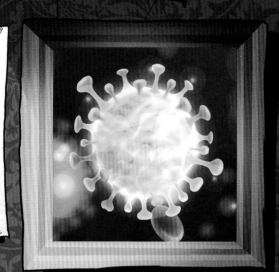

☞脊髓灰質炎，小兒麻痺
病毒，經由食物或水中的汙物傳播。

脊髓灰質炎會影響兒童，讓他們的肌肉萎縮。在1952年時，有三千五百個美國人死於脊髓灰質炎。現在已經能夠以預防接種來保護兒童不受這種疾病侵襲。

☞新型冠狀肺炎病毒（COVID-19）
病毒，經由患者的口或鼻的飛沫傳播。

自從2019年12月在中國的武漢被發現之後，就在世界各地傳播，因此被列為大流行。症狀包括發燒、疲倦、乾咳。科學家們正在努力製作疫苗。

☞愛滋病
病毒，經由性行為或是受感染的血液傳播。

HIV是引發愛滋病的病毒「人類免疫力缺乏病毒（Human Immunodeficiency Virus）」的英文縮寫，愛滋病會阻止病人的身體對抗致命的感染。只要有適當的照顧與治療，HIV病毒帶原者可以存活許多年。不過愛滋病每年仍舊導致大約兩百萬人死亡。

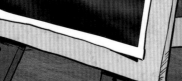

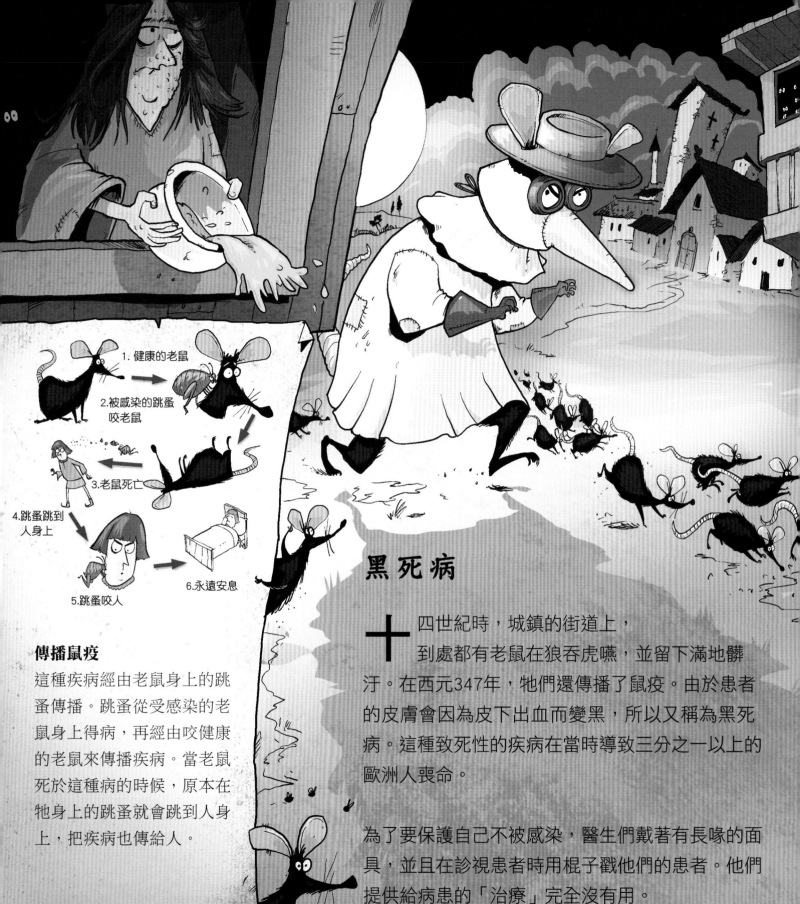

1. 健康的老鼠

2. 被感染的跳蚤咬老鼠

3. 老鼠死亡

4. 跳蚤跳到人身上

5. 跳蚤咬人

6. 永遠安息

傳播鼠疫

這種疾病經由老鼠身上的跳蚤傳播。跳蚤從受感染的老鼠身上得病，再經由咬健康的老鼠來傳播疾病。當老鼠死於這種病的時候，原本在牠身上的跳蚤就會跳到人身上，把疾病也傳給人。

黑死病

十四世紀時，城鎮的街道上，到處都有老鼠在狼吞虎嚥，並留下滿地髒汙。在西元347年，牠們還傳播了鼠疫。由於患者的皮膚會因為皮下出血而變黑，所以又稱為黑死病。這種致死性的疾病在當時導致三分之一以上的歐洲人喪命。

為了要保護自己不被感染，醫生們戴著有長喙的面具，並且在診視患者時用棍子戳他們的患者。他們提供給病患的「治療」完全沒有用。

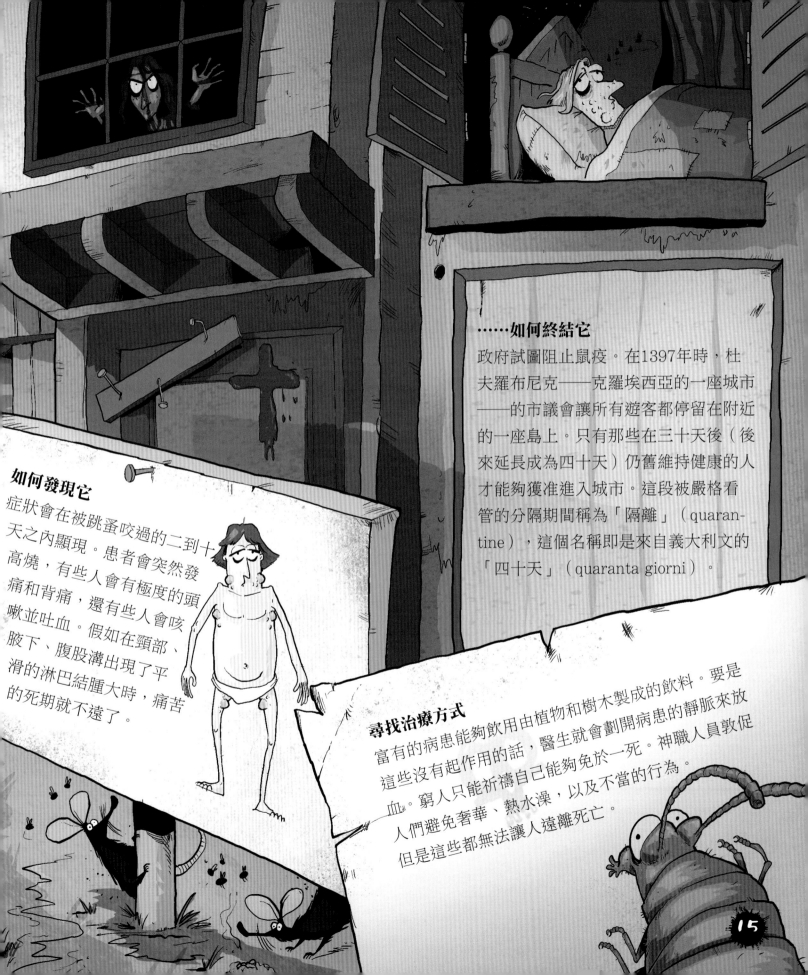

……如何終結它

政府試圖阻止鼠疫。在1397年時，杜夫羅布尼克——克羅埃西亞的一座城市——的市議會讓所有遊客都停留在附近的一座島上。只有那些在三十天後（後來延長成為四十天）仍舊維持健康的人才能夠獲准進入城市。這段被嚴格看管的分隔期間稱為「隔離」（quarantine），這個名稱即是來自義大利文的「四十天」（quaranta giorni）。

如何發現它

症狀會在被跳蚤咬過的二到十天之內顯現。患者會突然發高燒，有些人會有極度的頭痛和背痛，還有些人會咳嗽並吐血。假如在頸部、腋下、腹股溝出現了平滑的淋巴結腫大時，痛苦的死期就不遠了。

尋找治療方式

富有的病患能夠飲用由植物和樹木製成的飲料。要是這些沒有起作用的話，醫生就會劃開病患的靜脈來放血。窮人只能祈禱自己能夠免於一死。神職人員敦促人們避免奢華、熱水澡，以及不當的行為。但是這些都無法讓人遠離死亡。

瘟疫蔓延了！

黑死病藉由染病的老鼠、跳蚤、人類身上搭便車而跨越各大洲。西元1347年，它抵達歐洲東南部，而在1348年的秋天時在英國導致許多人死亡。每當它抵達一個新的城鎮，居民就會紛紛逃離——其中有許多人不知道自己已經被感染。於是他們就帶著瘟疫到了新的城鎮……再往下一個……

飢荒跟著瘟疫而來，因為當疾病導致那些種植糧食作物的人死亡時，穀物的交易也就停止了。

經由陸路或是船隻逃離疫區，只有富人才能負擔得起。由於旅行非常的昂貴，窮人無法逃離。

有多少墳墓？

專家認為在十四世紀爆發黑死病時，在歐洲和亞洲造成的死亡人數可能多達五千萬人。

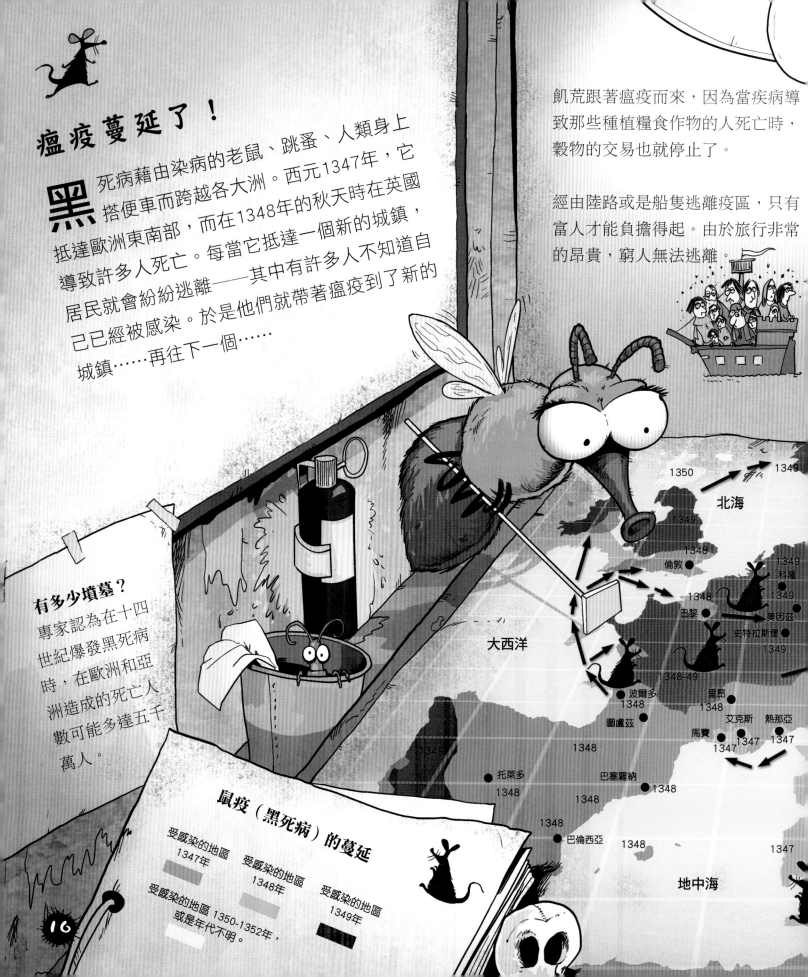

鼠疫（黑死病）的蔓延

受感染的地區 1347年

受感染的地區 1348年

受感染的地區 1349年

受感染的地區 1350-1352年，或是年代不明。

1350　　1349

北海

1349

1348　　倫敦　　1349 科隆

1348

巴黎　　美因茲

史特拉斯堡

大西洋

1349

1348-49

波爾多　　里昂

1348　　1348

圖盧茲　　艾克斯　熱那亞

馬賽

1348　　1347 1347

1347

托萊多　　巴塞隆納

1348　　1348　　1348

巴倫西亞

1348

1347

地中海

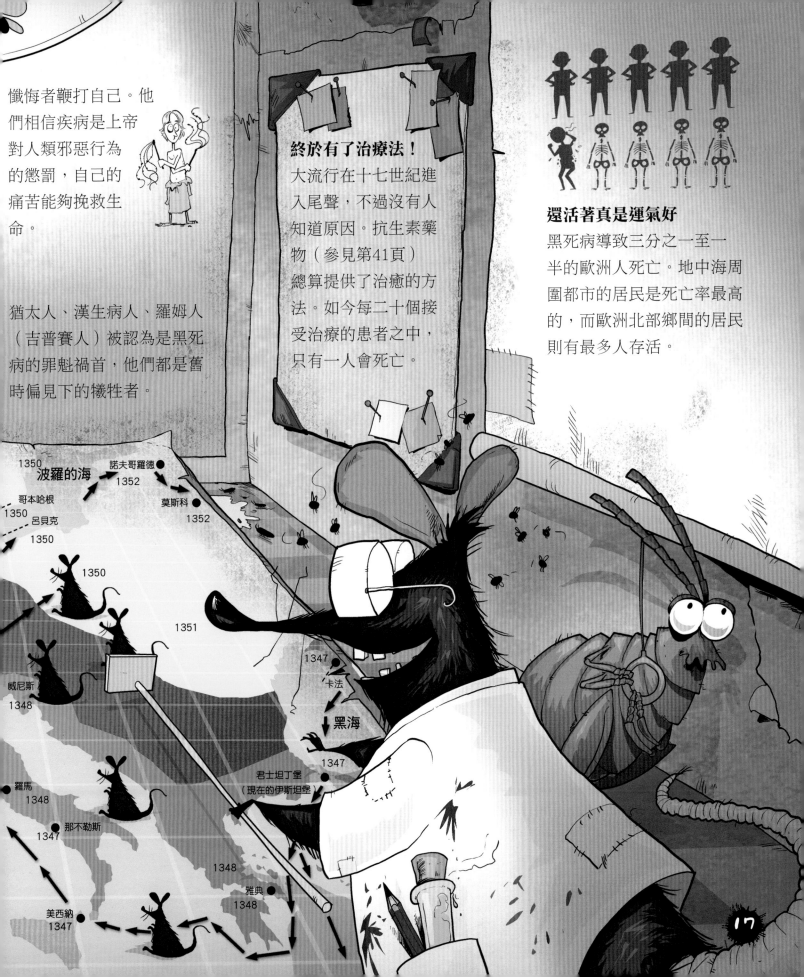

懺悔者鞭打自己。他們相信疾病是上帝對人類邪惡行為的懲罰，自己的痛苦能夠挽救生命。

猶太人、漢生病人、羅姆人（吉普賽人）被認為是黑死病的罪魁禍首，他們都是舊時偏見下的犧牲者。

終於有了治療法！
大流行在十七世紀進入尾聲，不過沒有人知道原因。抗生素藥物（參見第41頁）總算提供了治癒的方法。如今每二十個接受治療的患者之中，只有一人會死亡。

還活著真是運氣好
黑死病導致三分之一至一半的歐洲人死亡。地中海周圍都市的居民是死亡率最高的，而歐洲北部鄉間的居民則有最多人存活。

1350
波羅的海
諾夫哥羅德
1352
哥本哈根
1350
呂貝克
1350
莫斯科
1352

1350

1350

1351

威尼斯
1348

1347

卡法

黑海

1347

羅馬
1348

君士坦丁堡
（現在的伊斯坦堡）

那不勒斯
1347

1348

美西納
1347

雅典
1348

漢生病始於東非，再隨著遷徙而被帶進歐洲和亞洲。後來西非的漢生病患者被歐洲商人俘虜，並被運送到加勒比海的島嶼和南美洲作為奴隸。

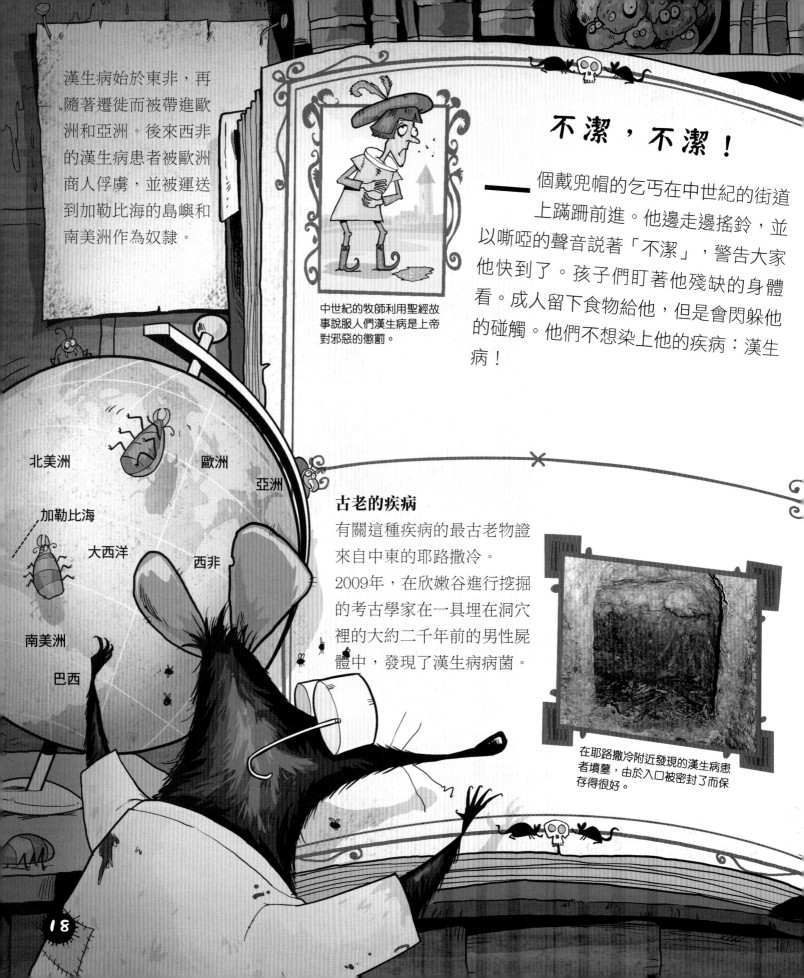

中世紀的牧師利用聖經故事說服人們漢生病是上帝對邪惡的懲罰。

不潔，不潔！

一個戴兜帽的乞丐在中世紀的街道上蹣跚前進。他邊走邊搖鈴，並以嘶啞的聲音說著「不潔」，警告大家他快到了。孩子們盯著他殘缺的身體看。成人留下食物給他，但是會閃躲他的碰觸。他們不想染上他的疾病：漢生病！

北美洲　歐洲　亞洲
加勒比海
大西洋　西非
南美洲
巴西

古老的疾病

有關這種疾病的最古老物證來自中東的耶路撒冷。2009年，在欣嫩谷進行挖掘的考古學家在一具埋在洞穴裡的大約二千年前的男性屍體中，發現了漢生病病菌。

在耶路撒冷附近發現的漢生病患者墳墓，由於入口被密封了而保存得很好。

可怕的漢生病患者

現代的醫藥能夠治癒漢生病——這種每二十人就可能有一人罹患的疾病。但是在八個世紀以前，這種病是令人害怕的謎團。漢生病患者必須戴上像是黃色十字架般的特殊標記，並且被關在一起，遠離其他人群。

漢生病患者搖鈴或是木製響板警告大家

結核桿菌

漢生病病菌

漢生病患者殘缺受損的手

是疾病還是防禦？

在西元1300年之後，歐洲的漢生病流行趨緩了，這可能是因為人們開始居住在城市裡。結核病（參見第42頁）則在擁擠的骯髒街道上迅速蔓延。我們現在已經知道感染結核病能夠預防漢生病。

呼吸到空氣中帶有病菌的飛沫，就有可能會感染到漢生病。患者有可能要經過二十年才會出現明顯的症狀——先是皮膚上出現一塊塊厚而酸麻的部分，然後再變成腫脹的硬皮。

是對還是錯？

漢生病會讓身體的部位脫落？錯！但是由於患者感到麻木，所以更容易受傷，而有可能導致失去四肢。

致命的辯論

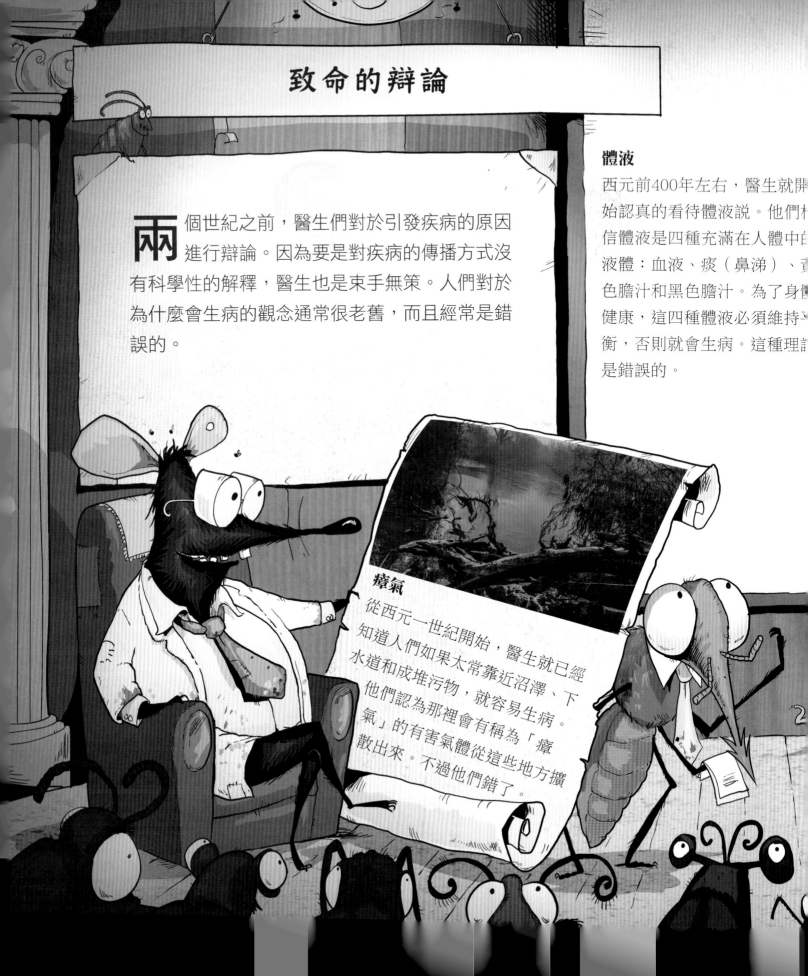

兩個世紀之前，醫生們對於引發疾病的原因進行辯論。因為要是對疾病的傳播方式沒有科學性的解釋，醫生也是束手無策。人們對於為什麼會生病的觀念通常很老舊，而且經常是錯誤的。

體液

西元前400年左右，醫生就開始認真的看待體液說。他們相信體液是四種充滿在人體中的液體：血液、痰（鼻涕）、黃色膽汁和黑色膽汁。為了身體健康，這四種體液必須維持平衡，否則就會生病。這種理論是錯誤的。

瘴氣

從西元一世紀開始，醫生就已經知道人們如果太常靠近沼澤、下水道和成堆污物，就容易生病。他們認為那裡會有稱為「瘴氣」的有害氣體從這些地方擴散出來。不過他們錯了。

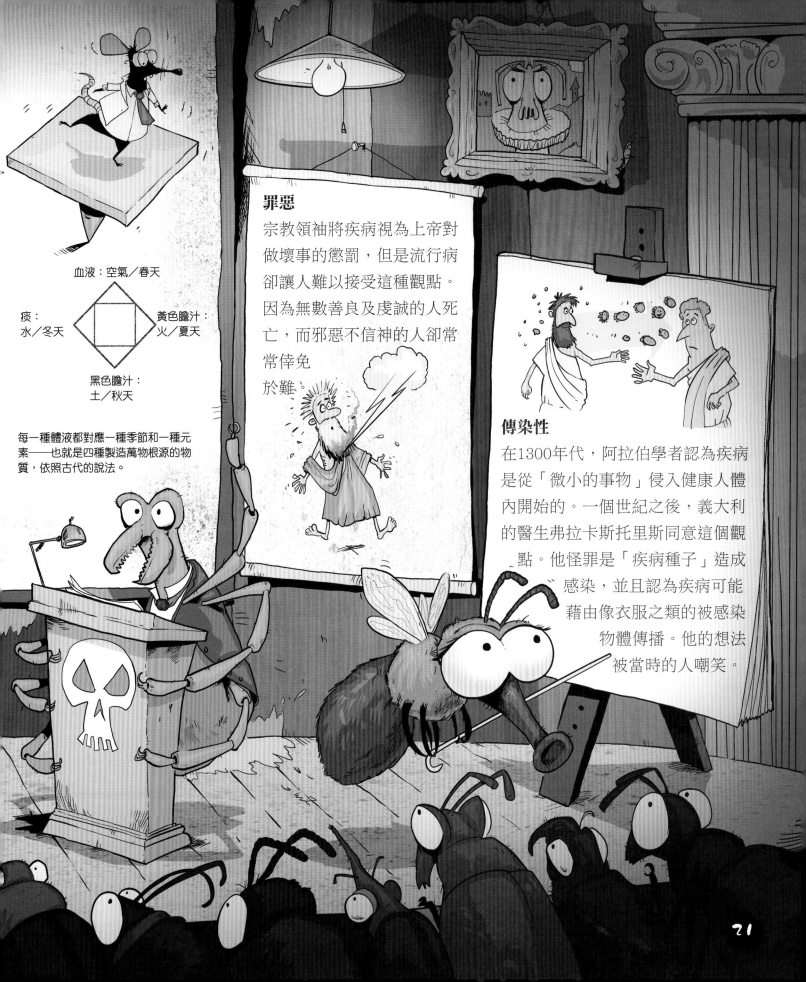

血液：空氣／春天

痰：
水／冬天

黃色膽汁：
火／夏天

黑色膽汁：
土／秋天

每一種體液都對應一種季節和一種元素——也就是四種製造萬物根源的物質，依照古代的說法。

罪惡

宗教領袖將疾病視為上帝對做壞事的懲罰，但是流行病卻讓人難以接受這種觀點。因為無數善良及虔誠的人死亡，而邪惡不信神的人卻常常倖免於難。

傳染性

在1300年代，阿拉伯學者認為疾病是從「微小的事物」侵入健康人體內開始的。一個世紀之後，義大利的醫生弗拉卡斯托里斯同意這個觀點。他怪罪是「疾病種子」造成感染，並且認為疾病可能藉由像衣服之類的被感染物體傳播。他的想法被當時的人嘲笑。

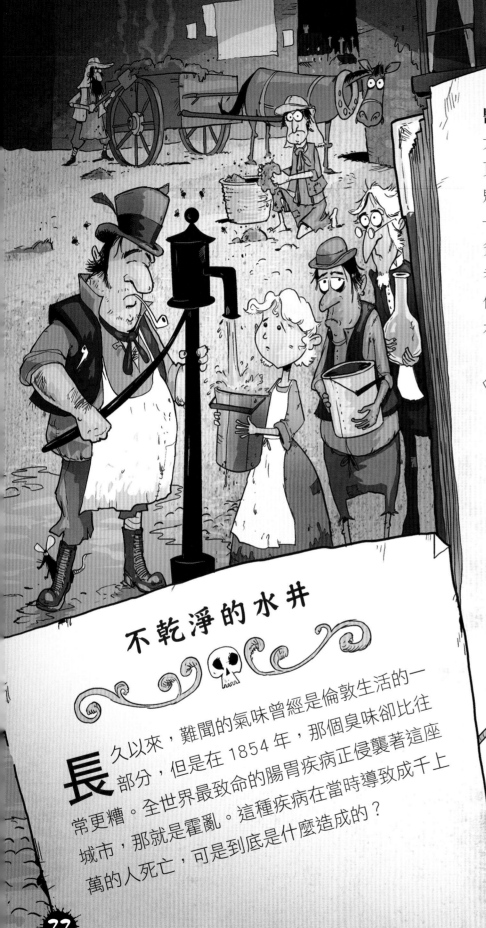

不乾淨的水井 ☠

長久以來，難聞的氣味曾經是倫敦生活的一部分，但是在 1854 年，那個臭味卻比往常更糟。全世界最致命的腸胃疾病正侵襲著這座城市，那就是霍亂。這種疾病在當時導致千上萬的人死亡，可是到底是什麼造成的？

醫學偵探

大部分的「專家」認為是瘴氣（參見第20頁）導致霍亂。不過約翰·史諾醫生相信罪魁禍首是受到污染的水。他和倫敦蘇活區——霍亂嚴重流行地區——的居民們交談。貧民窟的居民告訴他有多少人死亡，以及死者居住的地方。史諾在地圖上標示出死者的位置（最右邊的圖），而後他的地圖證明了水的確就是原因。

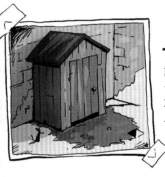

許多住在蘇活區的家庭共用一個廁所，而那通常只是在地上挖洞以後，放個座位在上面而已。

手動幫浦把水從布洛德街的一口水井打上來。史諾把幫浦的把手拆掉，強迫居民喝別口水井的水。這幾乎立刻就結束了蘇活區的霍亂流行。史諾的直覺是正確的。當受感染者上廁所之後，流出的污水便滲入位於地下的水井中，傳播霍亂。

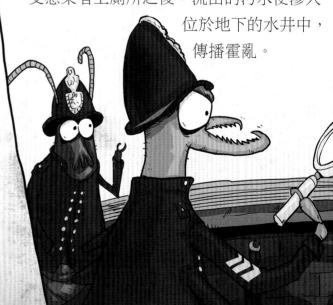

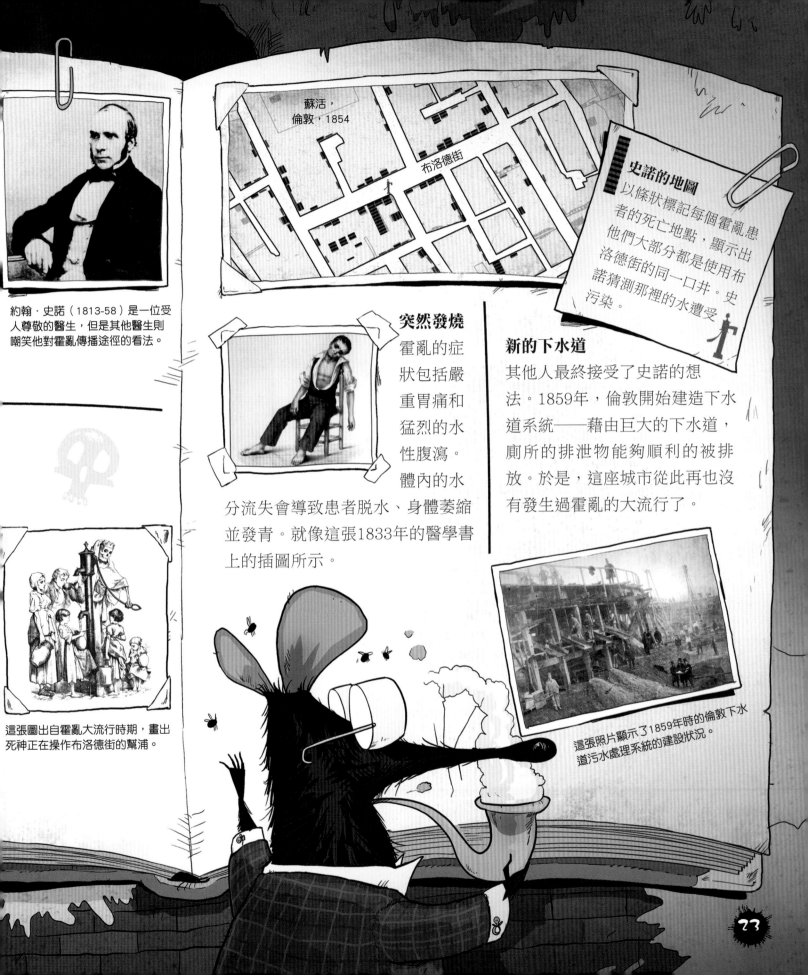

約翰・史諾（1813-58）是一位受人尊敬的醫生，但是其他醫生則嘲笑他對霍亂傳播途徑的看法。

蘇活，
倫敦，1854

布洛德街

史諾的地圖

以條狀標記每個霍亂患者的死亡地點，顯示出他們大部分都是使用布洛德街的同一口井。史諾猜測那裡的水遭受污染。

突然發燒

霍亂的症狀包括嚴重胃痛和猛烈的水性腹瀉。體內的水分流失會導致患者脫水、身體萎縮並發青。就像這張1833年的醫學書上的插圖所示。

新的下水道

其他人最終接受了史諾的想法。1859年，倫敦開始建造下水道系統——藉由巨大的下水道，廁所的排泄物能夠順利的被排放。於是，這座城市從此再也沒有發生過霍亂的大流行了。

這張照片顯示了1859年時的倫敦下水道污水處理系統的建設狀況。

這張圖出自霍亂大流行時期，畫出死神正在操作布洛德街的幫浦。

小蟲蟲大突破

在十九世紀時，有三位偉大的科學家——路易斯‧巴斯德、羅伯特‧柯霍，以及費迪南‧孔恩證明了病菌會傳播疾病。他們還找到了防止疾病擴散的方式。

柯霍、孔恩和巴斯德開啟了微生物學這門科學，也就是對微小到肉眼所看不見的生物進行的研究。

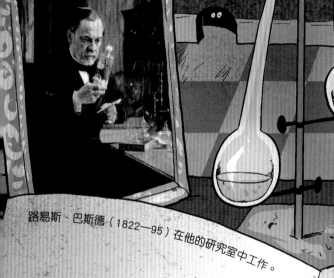

路易斯‧巴斯德（1822—95）在他的研究室中工作。

在法國里爾大學的實驗室中，生物學家路易斯‧巴斯德嘗試著要找出葡萄酒和啤酒變質的原因。他表示當空氣中的微生物飄進飲料裡面時，飲料就會變酸。藉由緩緩加熱葡萄酒和啤酒，巴斯德把微生物殺死，並讓飲料保存了更長的時間。同樣的過程也被用在牛奶的保存上。用加熱來殺死病菌

的處理過程稱為「巴氏滅菌法」。巴斯德也觀察到肉湯會變質。為了要證明是飄浮在空氣中的微生物導致湯壞掉，他先加熱兩碗湯來殺死微生物，作為樣本，然後把其中一個樣本暴露在空氣中。微生物在湯上落腳，開始發霉。他把另一個樣本放在曲頸瓶中。由於微生物被困在瓶中的彎曲部分，裡面的肉湯就沒有發霉。

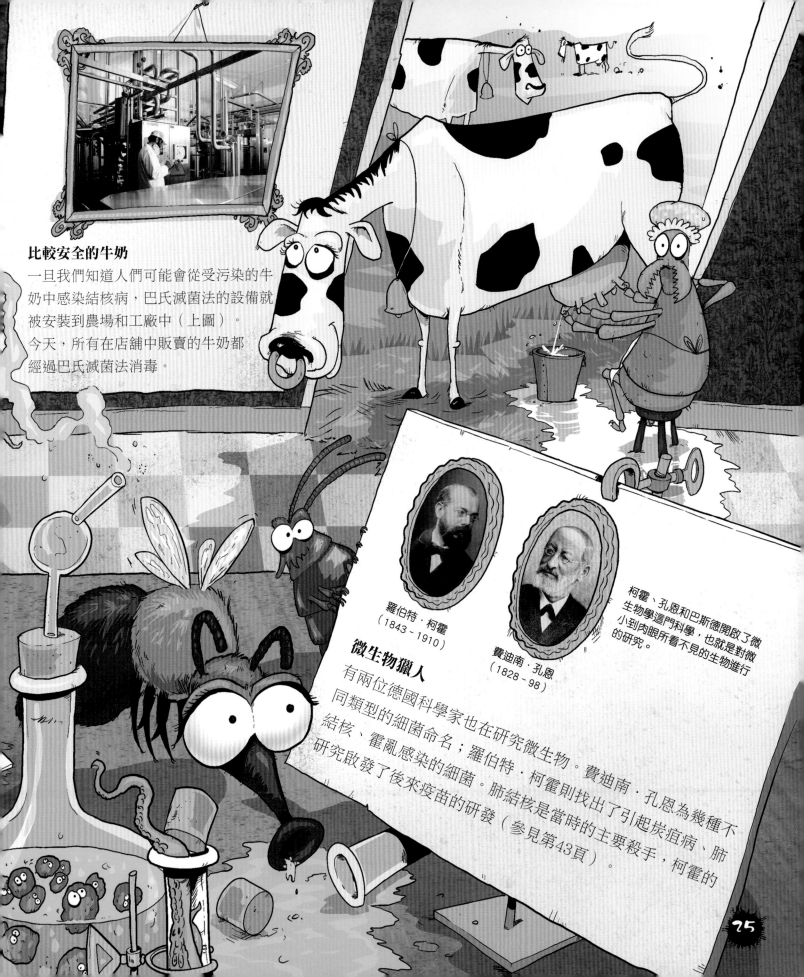

比較安全的牛奶

一旦我們知道人們可能會從受污染的牛奶中感染結核病，巴氏滅菌法的設備就被安裝到農場和工廠中（上圖）。今天，所有在店舖中販賣的牛奶都經過巴氏滅菌法消毒。

羅伯特·柯霍
（1843－1910）

費迪南·孔恩
（1828－98）

柯霍、孔恩和巴斯德開啟了微生物學這門科學，也就是對微小到肉眼所看不見的生物進行的研究。

微生物獵人

有兩位德國科學家也在研究微生物。費迪南·孔恩為幾種不同類型的細菌命名；羅伯特·柯霍則找出了引起炭疽病、肺結核、霍亂感染的細菌。肺結核是當時的主要殺手，柯霍的研究啟發了後來疫苗的研發（參見第43頁）。

瀰漫的死亡氣息

在炎熱、潮濕的國家，蚊子會傳播一種很危險的疾病，那就是瘧疾。罹患瘧疾的人可能在前一分鐘還發燒到流汗，下一分鐘卻又冷得要命。這種發燒的情形，每兩天就會再度發作，要是沒有治療的話，瘧疾就會對紅血球造成損害，甚至導致死亡。

1. 蚊子被感染

2. 寄生蟲在蚊子的腸道中散播

5. 新的蚊子從患者身上吸取受感染的紅血球細胞

殺手的生活

瘧疾是由瘧原蟲這種原生生物引發的。當蚊子叮咬患者時，會連瘧原蟲也一起從患者的血液中吸取上來。當蚊子再次叮咬時，會把這種原生生物也注入被叮咬的人的血液中。瘧原蟲在人體內的肝臟和血液中數量增長，受損的血球細胞會黏在一起，造成致命的動脈阻塞。

4. 寄生蟲轉移到人體的肝臟內

3. 藉由叮咬而感染給人類

沼澤和草澤

從前的人稱瘧疾為「沼澤熱」，因為沼澤附近的患者比其他任何地方的要多。他們認為是從沼澤冒出來的有害水氣導致這種疾病。

早期的藥品

在十七世紀時的秘魯，罹患瘧疾的人會咀嚼金雞納樹的樹皮。在樹皮中的有效化學成分稱為奎寧。中醫用一種名叫黃花蒿的草藥，來治療瘧疾。現今的瘧疾藥，就是以這種草藥提取出的青蒿素，所製作而成的。

現代的藥物

瘧疾在非洲、南亞、南美都是個大問題，不過預防方式卻很簡單。蚊子在夜間覓食，所以只要用浸泡過殺蟲劑的蚊帳遮蓋床鋪，就能夠防止被叮咬。但令人難過的是，患病風險最高的人又窮到沒有錢買蚊帳，於是每年仍舊有一百萬人左右因此喪命。大部分都是年幼的兒童。

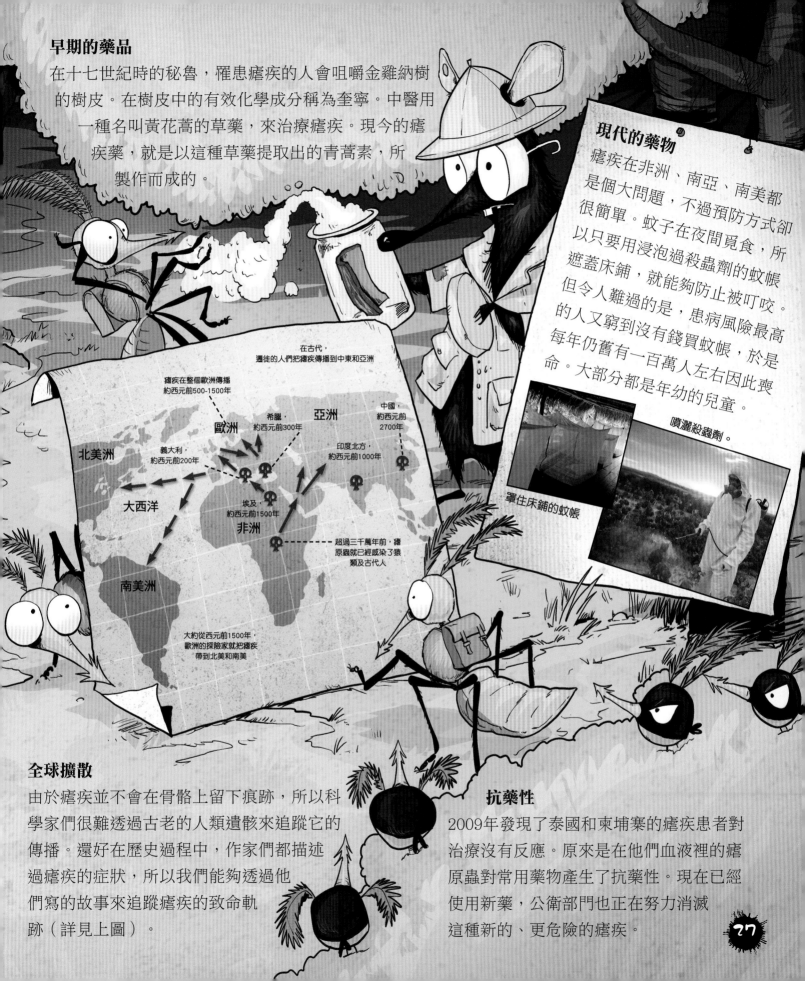

在古代，
遷徙的人們把瘧疾傳播到中東和亞洲

瘧疾在整個歐洲傳播
約西元前500-1500年

歐洲

希臘，
約西元前300年

亞洲

中國，
約西元前
2700年

北美洲

義大利，
約西元前200年

印度北方，
約西元前1000年

大西洋

埃及，
約西元前1500年

非洲

超過三千萬年前，瘧原蟲就已經感染了猿類及古代人

南美洲

大約從西元前1500年，
歐洲的探險家就把瘧疾
帶到北美和南美

噴灑殺蟲劑。

罩住床鋪的蚊帳

全球擴散

由於瘧疾並不會在骨骼上留下痕跡，所以科學家們很難透過古老的人類遺骸來追蹤它的傳播。還好在歷史過程中，作家們都描述過瘧疾的症狀，所以我們能夠透過他們寫的故事來追蹤瘧疾的致命軌跡（詳見上圖）。

抗藥性

2009年發現了泰國和柬埔寨的瘧疾患者對治療沒有反應。原來是在他們血液裡的瘧原蟲對常用藥物產生了抗藥性。現在已經使用新藥，公衛部門也正在努力消滅這種新的、更危險的瘧疾。

小兒疾病

在十九世紀的城市裡，如果是生活在貧民窟，很難逃離死神的手掌心。有大約三分之一的孩子活不到一歲。在沒有更好的居住條件以及常規的預防接種之前，城市一直是個致命的地方。

擁擠的城市

窮人經常住在跟其他家庭共用的狹小房舍中。在美國紐約，被稱為「公寓」的高樓建築物會被分隔成數十個很小的房間，大部分沒有窗戶、自來水或廁所。疾病在夏天肆虐：在1876年的7月，每天都有超過一百個孩子死亡。

有致命斑點的疾病

麻疹經由患者呼出的空氣，以及從他們的口鼻噴出的飛沫傳播。它很容易傳播，而且一旦發威，便會導致四分之一的貧民區小孩喪生。倖存者從此免疫，不會再度感染。麻疹的大流行隨著免疫水準的提升而自然的終結，只有在免疫力下降時才會再度出現。

孩童尺寸的棺材在十九世紀時很常見。

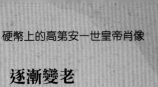

逐漸變老

任何在孩提時代倖存下來的人都很有機會活得長壽。在古羅馬，十分之三的人在嬰兒時就已經死亡，而十歲大的小孩則有可能活到五十歲。羅馬皇帝高第安於西元238年過世，享年七十九歲。

大約在這個時期，群聚感染讓許多兒童喪生。百日咳是五歲以下孩童的最大殺手。還有許多是死於白喉、德國麻疹、腮腺炎和猩紅熱。

接受注射

在二十世紀時，透過注射的預防接種（參見第33頁）讓兒童對許多種病菌產生免疫。在1920年時，科學家針對白喉和百日咳開發出「注射接種」。隨後到了1960年代時，也可以對麻疹、腮腺炎和德國麻疹進行接種。在某些國家是以法律規定兒童在學齡前要完成預防接種。

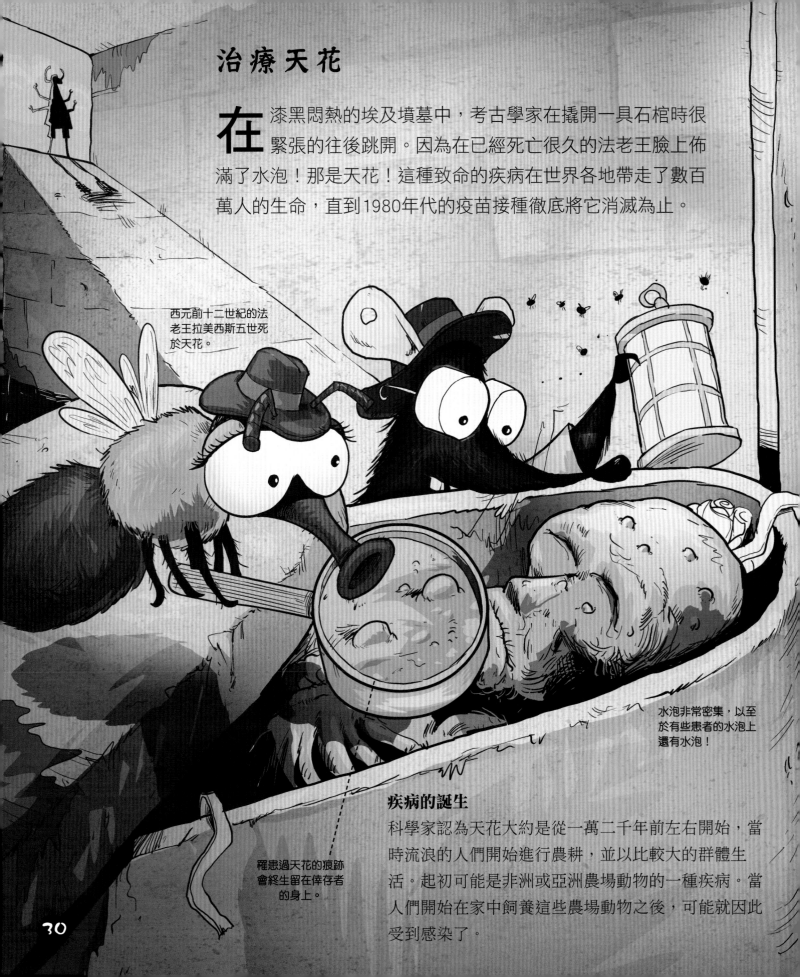

治療天花

在漆黑悶熱的埃及墳墓中，考古學家在撬開一具石棺時很緊張的往後跳開。因為在已經死亡很久的法老王臉上佈滿了水泡！那是天花！這種致命的疾病在世界各地帶走了數百萬人的生命，直到1980年代的疫苗接種徹底將它消滅為止。

西元前十二世紀的法老王拉美西斯五世死於天花。

水泡非常密集，以至於有些患者的水泡上還有水泡！

罹患過天花的痕跡會終生留在倖存者的身上。

疾病的誕生

科學家認為天花大約是從一萬二千年前左右開始，當時流浪的人們開始進行農耕，並以比較大的群體生活。起初可能是非洲或亞洲農場動物的一種疾病。當人們開始在家中飼養這些農場動物之後，可能就因此受到感染了。

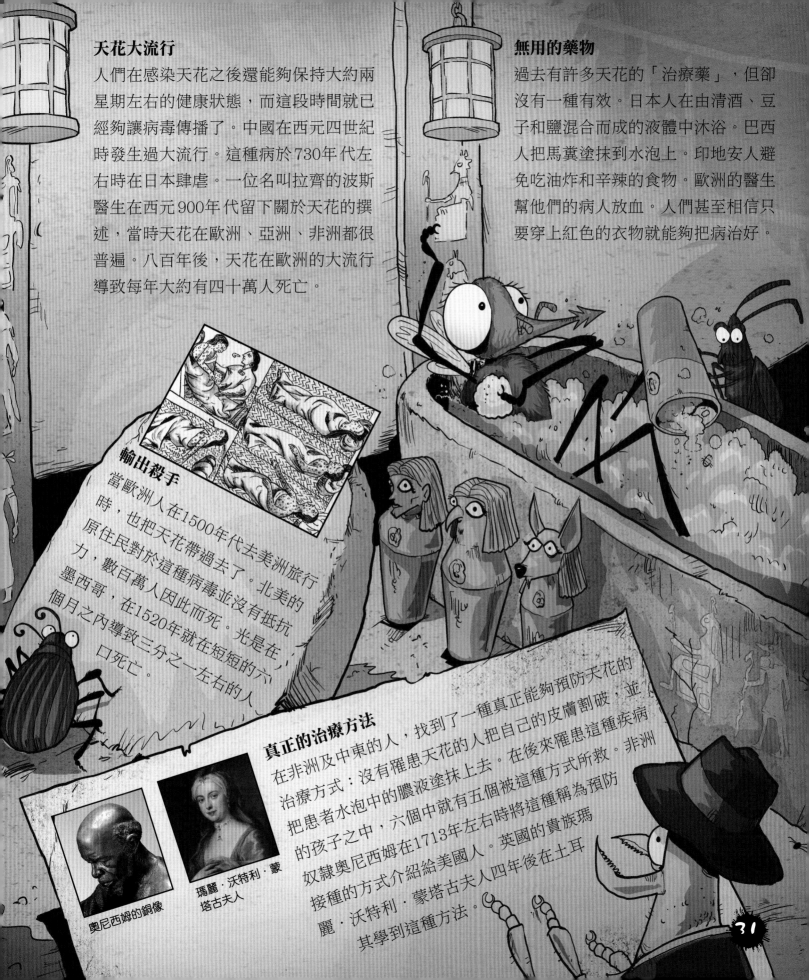

天花大流行

人們在感染天花之後還能夠保持大約兩星期左右的健康狀態，而這段時間就已經夠讓病毒傳播了。中國在西元四世紀時發生過大流行。這種病於730年代左右時在日本肆虐。一位名叫拉齊的波斯醫生在西元900年代留下關於天花的撰述，當時天花在歐洲、亞洲、非洲都很普遍。八百年後，天花在歐洲的大流行導致每年大約有四十萬人死亡。

無用的藥物

過去有許多天花的「治療藥」，但卻沒有一種有效。日本人在由清酒、豆子和鹽混合而成的液體中沐浴。巴西人把馬糞塗抹到水泡上。印地安人避免吃油炸和辛辣的食物。歐洲的醫生幫他們的病人放血。人們甚至相信只要穿上紅色的衣物就能夠把病治好。

輸出殺手

當歐洲人在1500年代去美洲旅行時，也把天花帶過去了。北美的原住民對於這種病毒並沒有抵抗力，數百萬人因此而死。光是在墨西哥，在1520年就在短短的六個月之內導致三分之一左右的人口死亡。

真正的治療方法

在非洲及中東的人，找到了一種真正能夠預防天花的治療方式：沒有罹患天花的人把自己的皮膚割破，並把患者水泡中的膿液塗抹上去。在後來罹患這種疾病的孩子之中，六個中就有五個被這種方式所救。非洲奴隸奧尼西姆在1713年左右時將這種稱為預防接種的方式介紹給美國人。英國的貴族瑪麗·沃特利·蒙塔古夫人四年後在土耳其學到這種方法。

奧尼西姆的銅像

瑪麗·沃特利·蒙塔古夫人

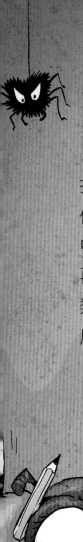

反擊

如 果不是因為我們的免疫系統，令人討厭的病菌可能在很久以前就已經把我們通通消滅了。這種天然的防禦系統保護我們不受感染，並且幫助我們從感染中康復。它具有記憶力，可以讓我們避免再次感染同樣的疾病。免疫作用提供我們類似的保護，讓我們從一開始就不會遭受感染。

自然免疫

大部分的免疫系統都隱藏在我們的血液中。白血球細胞會包圍病菌並且殺死它們。當我們首次罹患某種疾病時，白血球細胞會產生一種稱為抗體的化學物質。這些化學物質會留在血液中，準備在有同類型的病菌再次攻擊時隨時採取行動。

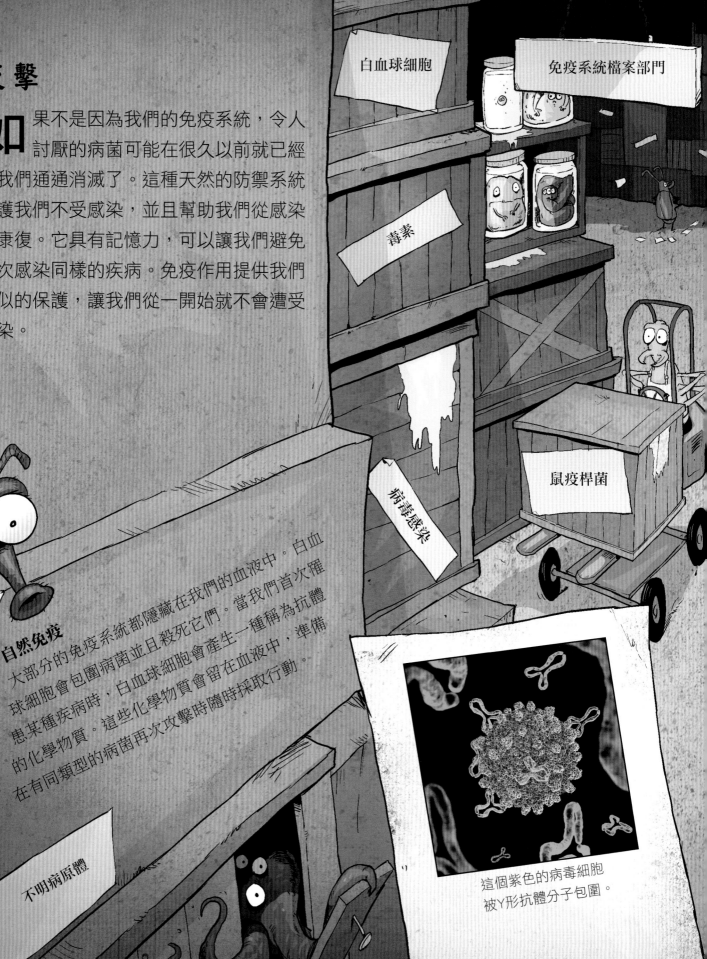

白血球細胞

免疫系統檔案部門

毒素

病毒感染

鼠疫桿菌

不明病原體

這個紫色的病毒細胞被Y形抗體分子包圍。

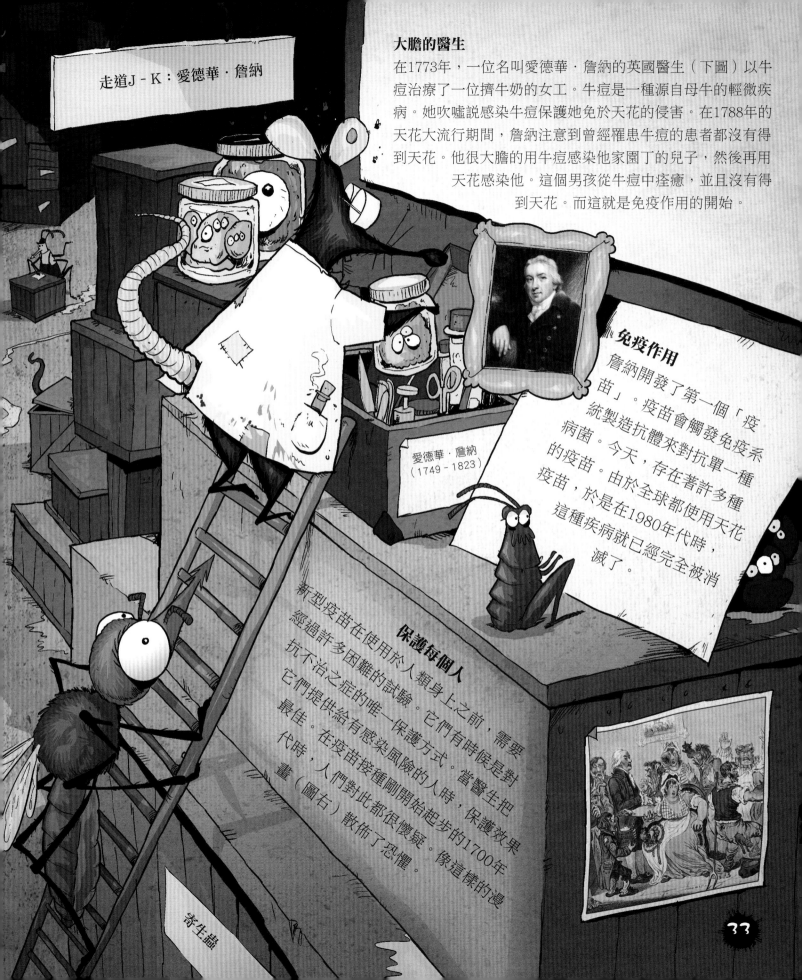

大膽的醫生

在1773年，一位名叫愛德華・詹納的英國醫生（下圖）以牛痘治療了一位擠牛奶的女工。牛痘是一種源自母牛的輕微疾病。她吹噓說感染牛痘保護她免於天花的侵害。在1788年的天花大流行期間，詹納注意到曾經罹患牛痘的患者都沒有得到天花。他很大膽的用牛痘感染他家園丁的兒子，然後再用天花感染他。這個男孩從牛痘中痊癒，並且沒有得到天花。而這就是免疫作用的開始。

愛德華・詹納
（1749 - 1823）

免疫作用

詹納開發了第一個「疫苗」。疫苗會觸發免疫系統製造抗體來對抗單一種病菌。今天，存在著許多種的疫苗。由於全球都使用天花疫苗，於是在1980年代時，這種疾病就已經完全被消滅了。

保護每個人

新型疫苗在使用於人類身上之前，需要經過許多困難的試驗。它們有時候是對抗不治之症的唯一保護方式。當醫生把它們提供給有感染風險的人時，保護效果最佳。在疫苗接種剛開始起步的1700年代時，人們對此都很懷疑。像這樣的漫畫（圖右）散佈了恐懼。

寄生蟲

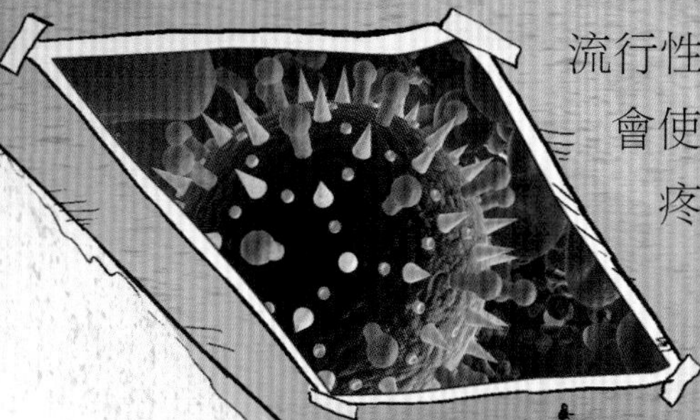

流感病毒

流行性感冒不只是重感冒而已。這種病毒（左圖）會使你發燒、喉嚨痛、頭痛、咳嗽、身體虛弱又疼痛。咳嗽和打噴嚏會讓病毒藉由飛沫散佈。這種病毒會改變和適應，因此感染一種病毒株或它的變種，並不會讓你對其他種流感病毒免疫。

戰時殺手

在第一次世界大戰期間（1914-1918），有數百萬人死亡，但卻不是所有人都是死在子彈或炸彈之下。到目前為止，最大的殺手還是流行性感冒。流感病毒仍然很常見，而讓我們忘記它究竟有多危險。它傳播得很迅速並且不斷變化，避免我們發明出來對抗它的防範措施。

殺手病毒株……

每年在世界各地有25萬至50萬人因流行性感冒死亡。每隔一段時間，就會有新的，或是更致命的病毒株導致大流行。第一次的全球性流感大爆發是在1889年。最嚴重的一次則是在1918年，當時全世界有一半的人口被感染，並至少有四千萬人死亡。

1918年的西班牙流感病房。

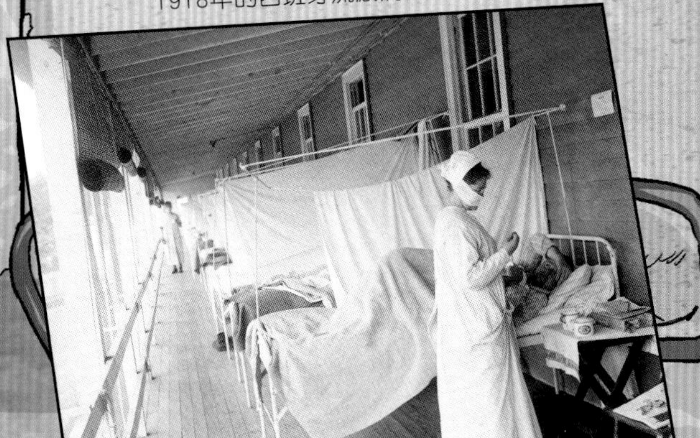

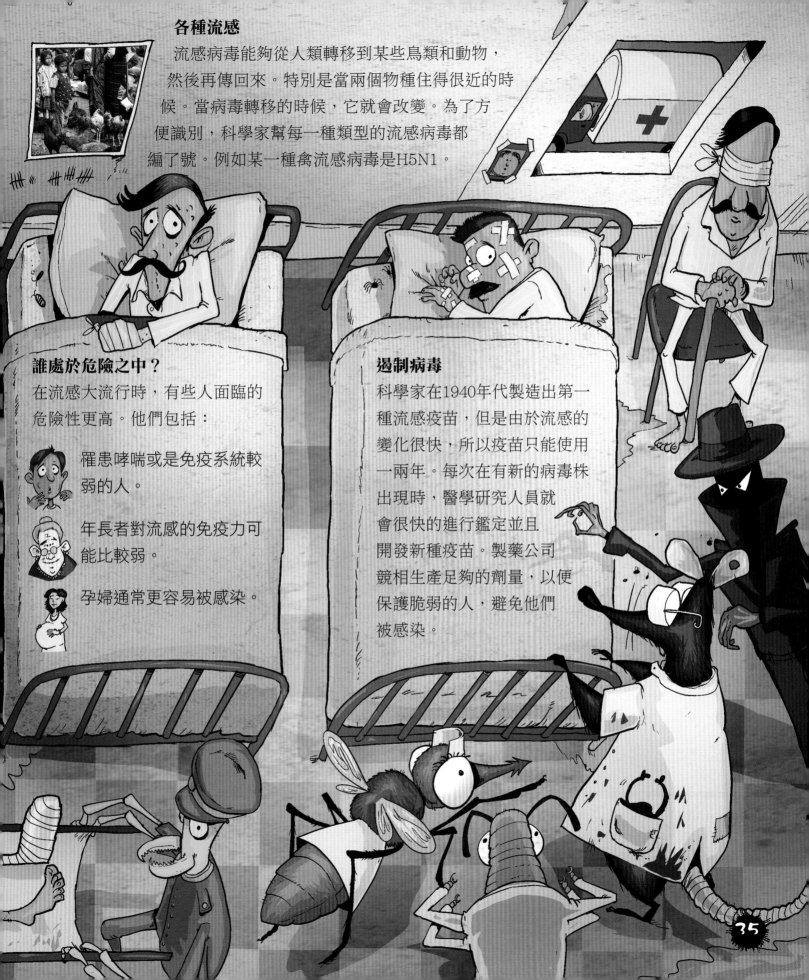

各種流感

流感病毒能夠從人類轉移到某些鳥類和動物，然後再傳回來。特別是當兩個物種住得很近的時候。當病毒轉移的時候，它就會改變。為了方便識別，科學家幫每一種類型的流感病毒都編了號。例如某一種禽流感病毒是H5N1。

誰處於危險之中？

在流感大流行時，有些人面臨的危險性更高。他們包括：

罹患哮喘或是免疫系統較弱的人。

年長者對流感的免疫力可能比較弱。

孕婦通常更容易被感染。

遏制病毒

科學家在1940年代製造出第一種流感疫苗，但是由於流感的變化很快，所以疫苗只能使用一兩年。每次在有新的病毒株出現時，醫學研究人員就會很快的進行鑑定並且開發新種疫苗。製藥公司競相生產足夠的劑量，以便保護脆弱的人，避免他們被感染。

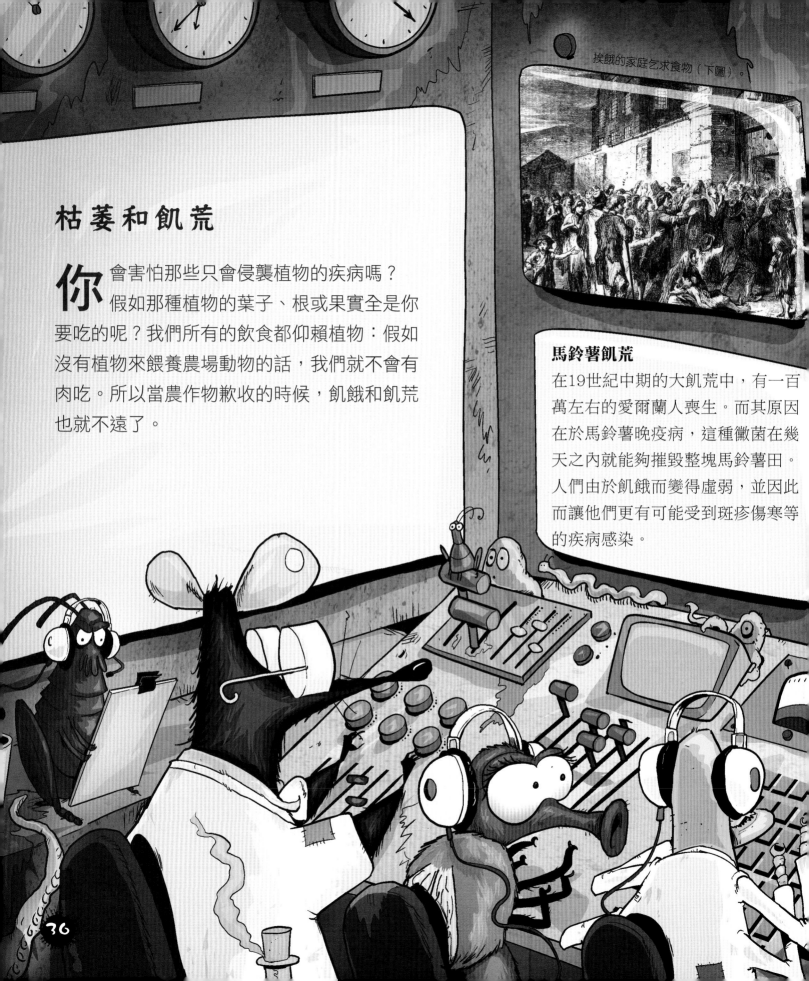

枯萎和飢荒

你 會害怕那些只會侵襲植物的疾病嗎？假如那種植物的葉子、根或果實全是你要吃的呢？我們所有的飲食都仰賴植物：假如沒有植物來餵養農場動物的話，我們就不會有肉吃。所以當農作物歉收的時候，飢餓和飢荒也就不遠了。

挨餓的家庭乞求食物（下圖）。

馬鈴薯飢荒

在19世紀中期的大飢荒中，有一百萬左右的愛爾蘭人喪生。而其原因在於馬鈴薯晚疫病，這種黴菌在幾天之內就能夠摧毀整塊馬鈴薯田。人們由於飢餓而變得虛弱，並因此而讓他們更有可能受到斑疹傷寒等的疾病感染。

尋找解決方法

非洲的人最常食用的食物是木薯根。因此當疾病侵襲這種植物時，就會有數百萬人面臨飢餓。科學家們從事這種作物的改善已經超過十年了（下圖）。經由將這種最常見的木薯與其他不普遍的品種進行育種之後，他們生產出一系列新的、更具抗性的植物。

沙門氏菌

大腸桿菌

食物的問題

在開發中國家，食物經常是來自距離超級市場數公里以外的工廠或農場。食物的處理不當或是保存不當，會導致有害細菌的發生。例如致命的沙門氏菌會潛伏在不乾淨或是準備不佳的食物中。洗得不乾淨的蔬菜也可能會藏著有害的大腸桿菌。

作物摧毀者

在現代，因為種植了許多保證豐收的高科技作物，排擠掉了原先多元的傳統品種。假如所有的農夫都種這些新作物的話，他們就會面臨一旦發生疾病，所有的收成都會全軍覆沒，只剩下些許或沒有備份的狀態。

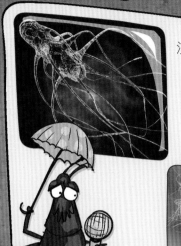

感染「黑莖銹病」的小麥。

真菌和發燒

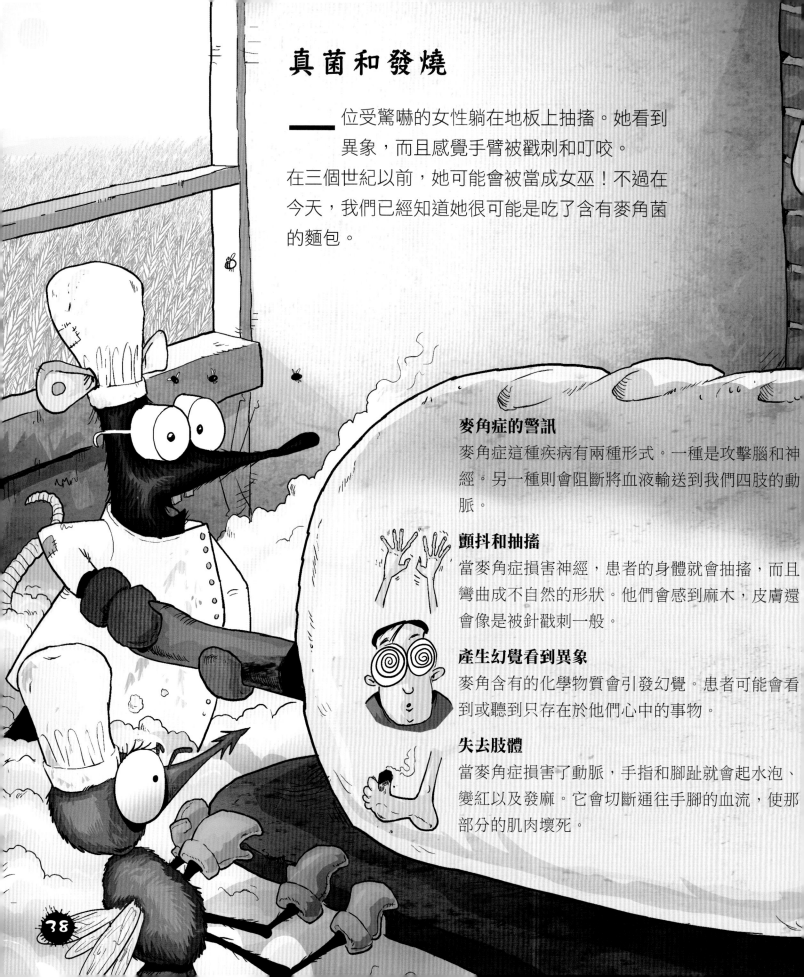

—位受驚嚇的女性躺在地板上抽搐。她看到異象，而且感覺手臂被戳刺和叮咬。在三個世紀以前，她可能會被當成女巫！不過在今天，我們已經知道她很可能是吃了含有麥角菌的麵包。

麥角症的警訊

麥角症這種疾病有兩種形式。一種是攻擊腦和神經。另一種則會阻斷將血液輸送到我們四肢的動脈。

顫抖和抽搐

當麥角症損害神經，患者的身體就會抽搐，而且彎曲成不自然的形狀。他們會感到麻木，皮膚還會像是被針戳刺一般。

產生幻覺看到異象

麥角含有的化學物質會引發幻覺。患者可能會看到或聽到只存在於他們心中的事物。

失去肢體

當麥角症損害了動脈，手指和腳趾就會起水泡、變紅以及發麻。它會切斷通往手腳的血流，使那部分的肌肉壞死。

受感染的穀物

在潮濕的氣候中，麥角菌會在黑麥中生長。焦慮的農夫可能會假裝沒看到黑麥邊緣上變黑這種已經受到攻擊的警訊。大量的真菌會把由黑麥磨成的麵粉染成紅色。但是由於黑麥粉的顏色很深，所以麥角經常會被漏看。很少量的真菌便會引發流行病。

生長在麥角邊緣上的麥角菌

美國女巫？

17世紀末期，在美國麻塞諸塞州賽勒姆村的多位年輕女性開始尖叫、痙攣，並且抱怨身體被針戳刺。她們被視為女巫受審並且遭到處決。雖然導致這種疾病爆發的原因仍未查明，但是他們很可能是吃到了含有麥角的黑麥麵包。

在賽勒姆村的女巫審判中，一個孩子痛苦的在地上扭動。

麵包傳播死亡

麥角病對北歐的打擊最為嚴重，因為黑麥是唯一能夠在當地生產的穀物。歷史學家估計當時應該有五分之二的患者死亡。以下是其中一些最嚴重的大流行：

法國：922年，大流行殺死了四萬人。1128年，在首都巴黎的麥角病爆發導致一萬四千人喪生。

德國：1374年，麥角病可能導致了席捲亞琛市的「舞蹈瘟疫」（dancing fever）。

俄羅斯：1722年，有二萬人喪生，其中包括數千名士兵，而這迫使俄羅斯皇帝取消了戰爭。

芬蘭：1862-63年，一場飢荒迫使人們吃掉了他們所能找到的一切，有一千四百人罹患麥角病。

現代的危險

病菌實驗室裡的每個人都保持紅色警戒。因為經過兩個世紀的醫學研究,致命的流行病仍舊持續威脅著我們的健康。風險甚至還在增加。現代的威脅來自食物、戰爭和濫用毒品。而其中最大的危害是什麼?是到國外度假!

飛機上的病菌

科學家早就知道蟲子和病菌會搭飛機偷渡,但是直到2003年,他們才瞭解到這件事的嚴重性。2003年2月底,中國出現了嚴重急性呼吸道症候群(SARS)的首例。到了4月中旬,它已經傳播到二十四個國家。旅行限制無法停止疾病的傳播,只是讓傳播時程往後延幾個星期而已。

我們不能繼續像這樣吃下去!

動物在被加工成食物之前,通常是大群、密集的飼養在一起。再加上疾病的蔓延非常迅速,即使只有一個村莊中標,也可能會傳播到整個國家。在1980年代,英國人吃掉了五十萬頭罹患有狂牛病的牛的肉,當時科學家尚未瞭解這種飼養方式的危險性。將動物飼養在較小的農場、飼養狀況較好的場所,就有可能終結這類的危害。

大量的牛隻在密集的「飼養場」中被餵養。

封城！

當新型冠狀病毒（COVID-19）在全世界蔓延，許多政府都採取了嚴格的措施。※

人們會從帶有病毒的人感染到新型冠狀病毒。帶有傳染力的人咳嗽或噴嚏產生的微小飛沫，可能會被吸入，或是落到物體表面上被觸摸，而導致其他人受感染。專家一致建議在咳嗽或打噴嚏時要用衛生紙遮住口鼻、丟棄衛生紙，並且定期、徹底的洗手。從2020年初起，許多國家都陸續對人們的活動進行管制。學校、運動中心、宗教場所，以及其他許多公共建築都關閉，所有人都被建議要待在家裡。透過採取這種嚴格措施，病毒的傳播速度才能夠減慢，並且拯救生命。

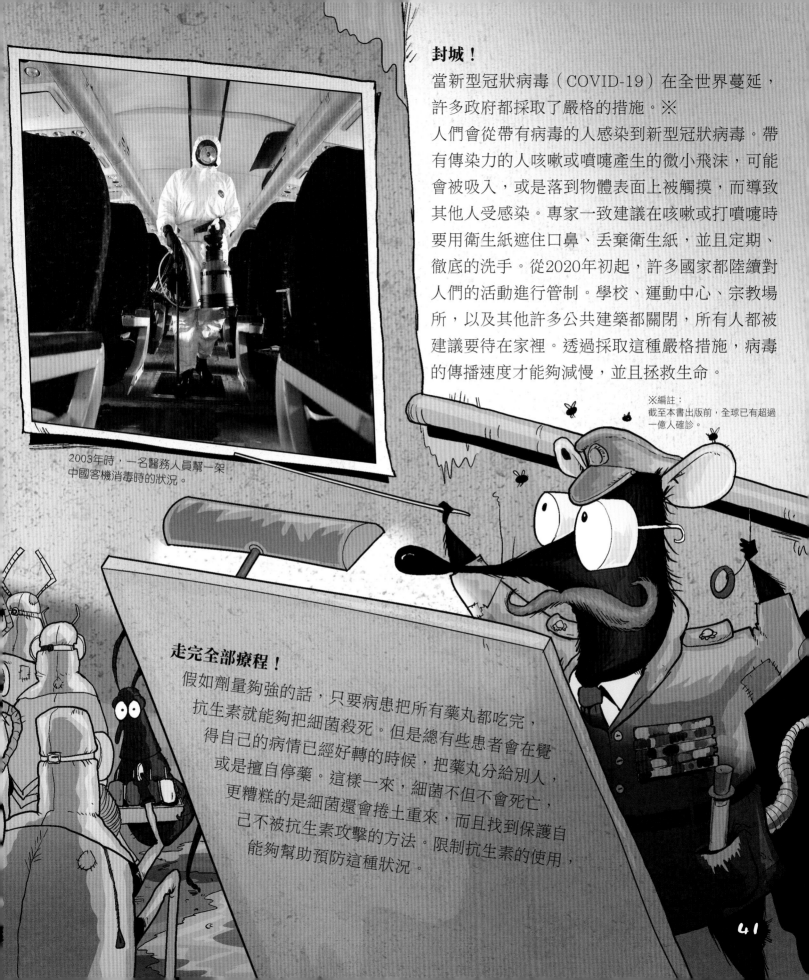

2003年時，一名醫務人員幫一架中國客機消毒時的狀況。

※編註：
截至本書出版前，全球已有超過一億人確診。

走完全部療程！

假如劑量夠強的話，只要病患把所有藥丸都吃完，抗生素就能夠把細菌殺死。但是總有些患者會在覺得自己的病情已經好轉的時候，把藥丸分給別人，或是擅自停藥。這樣一來，細菌不但不會死亡，更糟糕的是細菌還會捲土重來，而且找到保護自己不被抗生素攻擊的方法。限制抗生素的使用，能夠幫助預防這種狀況。

X光救援

在 十九世紀，「肺癆」（consumption）對它的受害者來說，是一個緩慢而堅定的殺手。這種疾病的英文和「消費」是同一個字。它之所以被如此命名，是因為它們持續消磨患者的能力，而且無法被治癒。今天，醫生們稱這種病為結核病。他們能夠以胸部X光發現它，並且開抗生素來加以治療。

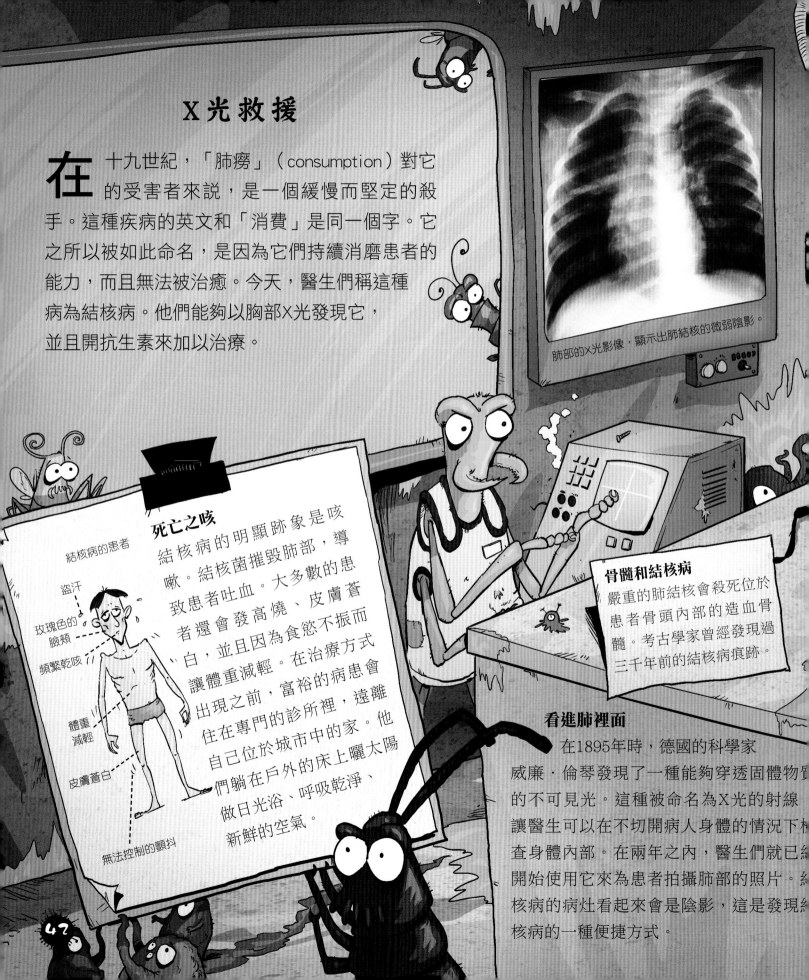

肺部的X光影像，顯示出肺結核的微弱陰影。

死亡之咳

結核病的明顯跡象是咳嗽。結核菌摧毀肺部，導致患者吐血。大多數的患者還會發高燒、皮膚蒼白，並且因為食慾不振而讓體重減輕。在治療方式出現之前，富裕的病患會住在專門的診所裡，遠離位於城市中的家。他自己位於戶外的床上曬太陽，做日光浴、呼吸乾淨、新鮮的空氣。

結核病的患者
盜汗
玫瑰色的臉頰
頻繁乾咳
體重減輕
皮膚蒼白
無法控制的顫抖

骨髓和結核病

嚴重的肺結核會殺死位於患者骨頭內部的造血骨髓。考古學家曾經發現過三千年前的結核病痕跡。

看進肺裡面

在1895年時，德國的科學家威廉‧倫琴發現了一種能夠穿透固體物質的不可見光。這種被命名為X光的射線讓醫生可以在不切開病人身體的情況下檢查身體內部。在兩年之內，醫生們就已經開始使用它來為患者拍攝肺部的照片。結核病的病灶看起來會是陰影，這是發現結核病的一種便捷方式。

42

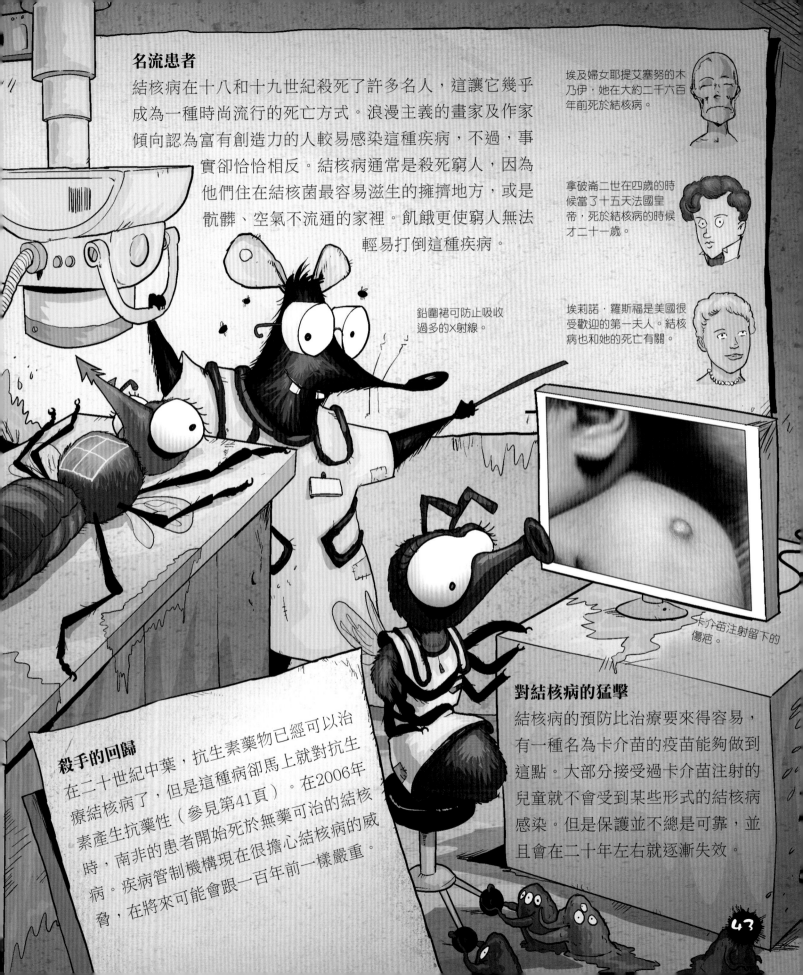

名流患者

結核病在十八和十九世紀殺死了許多名人，這讓它幾乎成為一種時尚流行的死亡方式。浪漫主義的畫家及作家傾向認為富有創造力的人較易感染這種疾病，不過，事實卻恰恰相反。結核病通常是殺死窮人，因為他們住在結核菌最容易滋生的擁擠地方，或是骯髒、空氣不流通的家裡。飢餓更使窮人無法輕易打倒這種疾病。

埃及婦女耶提艾塞努的木乃伊，她在大約二千六百年前死於結核病。

拿破崙二世在四歲的時候當了十五天法國皇帝，死於結核病的時候才二十一歲。

埃莉諾‧羅斯福是美國很受歡迎的第一夫人。結核病也和她的死亡有關。

鉛圍裙可防止吸收過多的X射線。

卡介苗注射留下的傷疤。

殺手的回歸

在二十世紀中葉，抗生素藥物已經可以治療結核病了，但是這種病卻馬上就對抗生素產生抗藥性（參見第41頁）。在2006年時，南非的患者開始死於無藥可治的結核病。疾病管制機構現在很擔心結核病的威脅，在將來可能會跟一百年前一樣嚴重。

對結核病的猛擊

結核病的預防比治療要來得容易，有一種名為卡介苗的疫苗能夠做到這點。大部分接受過卡介苗注射的兒童就不會受到某些形式的結核病感染。但是保護並不總是可靠，並且會在二十年左右就逐漸失效。

43

未來

未　來可能充滿挑戰。新的疾病一直在出現，我們認為已經受到控制的舊疾病又再度回來威脅我們的健康。病毒和細菌發生突變，因此人們獲取正確的資訊並進行正確的治療方式極為重要。

病入膏肓的新途徑

病菌實驗室的研究團隊正在追蹤四種麻煩的疾病：伊波拉病毒、立百病毒、禽流感和豬瘟。這四種疾病都是源自動物。一旦感染了伊波拉病毒和立百病毒都會有令人擔憂的症狀，而且通常都是致命的。兩種流感病毒則是主要的大流行威脅。

小知識

伊波拉病毒：1976年始自薩伊。每十個患者就會有九個死亡。

立百病毒：1999年在馬來西亞首次由狐蝠傳給人類。

禽流感：2004年在東南亞由雞傳給人類。

豬瘟：2009年由豬傳給人類。

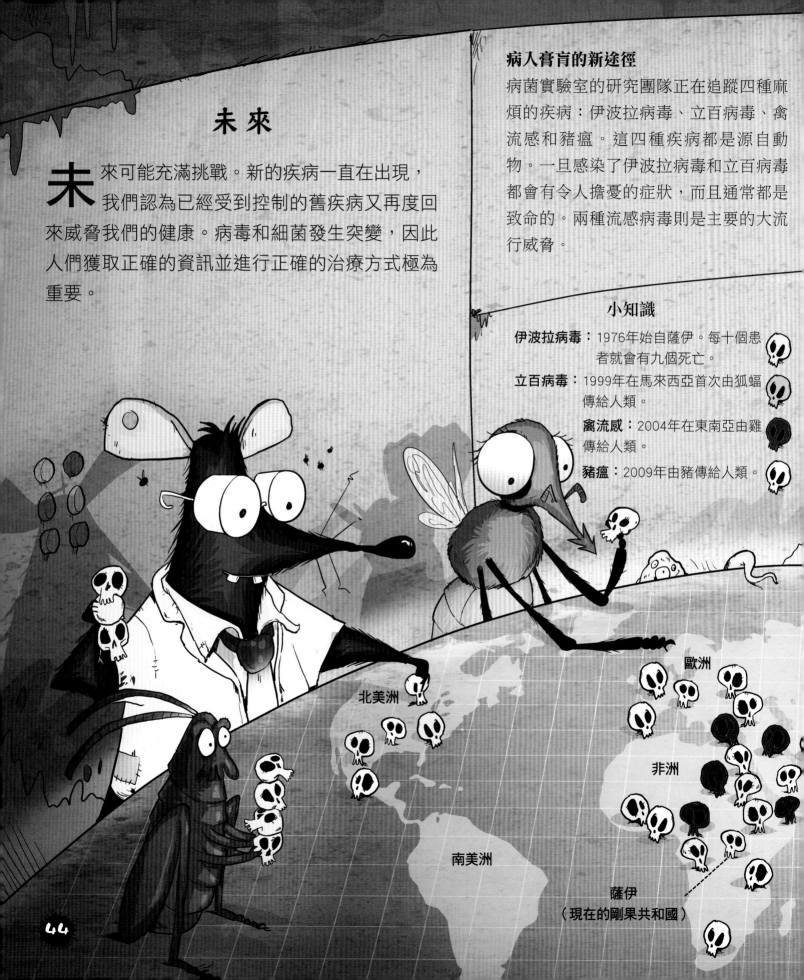

北美洲

南美洲

歐洲

非洲

薩伊
（現在的剛果共和國）

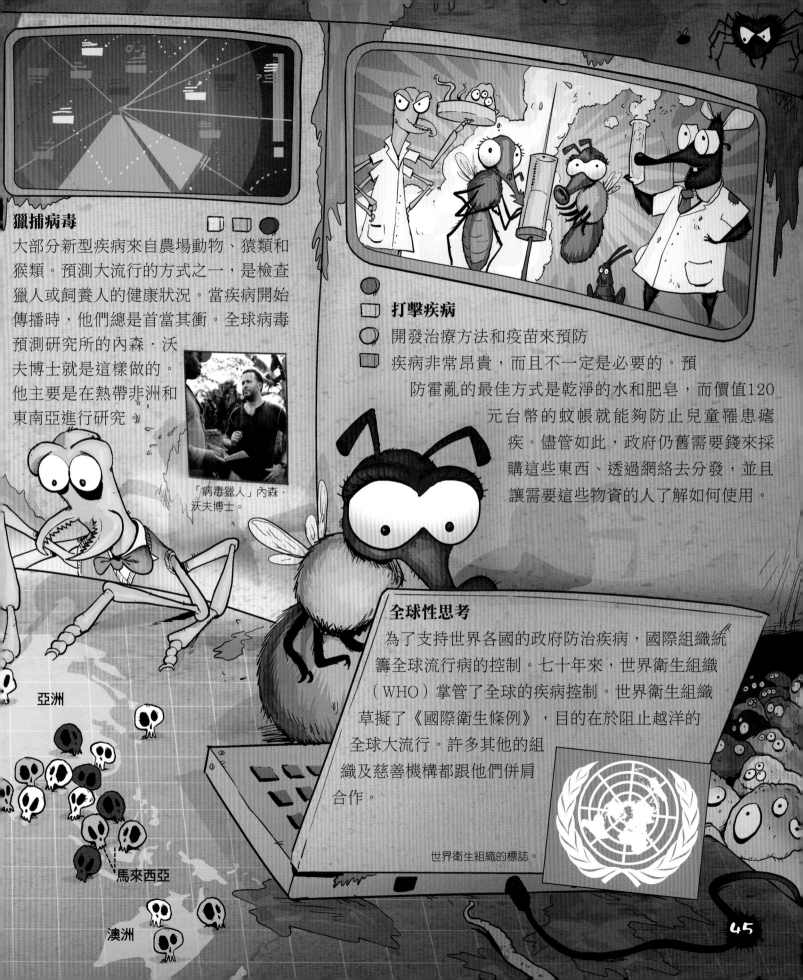

獵捕病毒

大部分新型疾病來自農場動物、猿類和猴類。預測大流行的方式之一，是檢查獵人或飼養人的健康狀況。當疾病開始傳播時，他們總是首當其衝。全球病毒預測研究所的內森·沃夫博士就是這樣做的。他主要是在熱帶非洲和東南亞進行研究。

「病毒獵人」內森·沃夫博士。

打擊疾病

開發治療方法和疫苗來預防疾病非常昂貴，而且不一定是必要的。預防霍亂的最佳方式是乾淨的水和肥皂，而價值120元台幣的蚊帳就能夠防止兒童罹患瘧疾。儘管如此，政府仍舊需要錢來採購這些東西、透過網絡去分發，並且讓需要這些物資的人了解如何使用。

亞洲

馬來西亞

澳洲

全球性思考

為了支持世界各國的政府防治疾病，國際組織統籌全球流行病的控制。七十年來，世界衛生組織（WHO）掌管了全球的疾病控制。世界衛生組織草擬了《國際衛生條例》，目的在於阻止越洋的全球大流行。許多其他的組織及慈善機構都跟他們併肩合作。

世界衛生組織的標誌。

45

病菌名詞

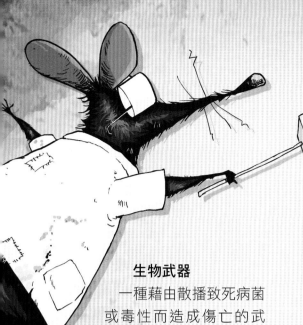

生物武器
一種藉由散播致死病菌或毒性而造成傷亡的武器。

汙物
人類在廁所中排出的液體和固體廢物，以及由洗滌產生的汙水。

汙染
通常是指空氣、水、或是土壤的破壞。或是物質的變質，例如受感染或是髒污。

抵抗力
天生對抗疾病或感染的能力。

抗生素
一種能夠阻擋由細菌引起的感染的醫藥品。

抗體
一種由身體產生的蛋白質，會對進入身體的有害物質（例如病毒或是細菌）起反應，並且啟動保護機制。

注射器
頂端有細而鋒利的針的管子，用來將藥物注入體內。

流行病
嚴重的疾病爆發，影響到幾個大洲或是全世界。

疫苗
刻意減弱特定疾病的細菌或是病毒，經由注射或吞嚥的方式由人體吸收，以給予身體保護作用來對抗該種疾病。

原生生物
一種微小、簡單的生物，通常只由一個細胞所組成。

病毒
一種非常微小，沒有生命力的病菌，會誘騙人體對它進行複製，直到有足夠的量，使病毒變得危險。

病毒株
病毒的變異或類型。禽流感和豬瘟都是流感的病毒株。

症狀
疾病的外在跡象，例如發燒、頭痛，或是皮膚起疹子。

蚊子
小型、會飛、會叮咬的昆蟲。

偏見
對於特定種族、宗教、性別或是社會階層的人，有著厭惡或是不公平的對待。

寄生蟲
一種生活在別種動物或植物上，並以其為食的生物。雖然對那種生物沒有幫助，卻也不會將其殺死。

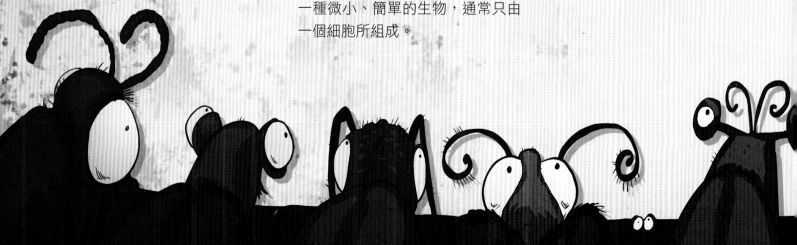

細胞
最小、最基本的生命結構。

細菌
細菌是非常簡單、肉眼無法看到的微小生物，會造成植物和動物的腐爛或感染。

腹瀉
一種疾病，指的是腸子中有過多的液體，使得排便次數增加或者大便的含水量增加。

電子
原子中最小的粒子。原子組成物質，而每個物體都是由物質形成。

大流行
某種疾病的嚴重爆發，導致很多人感染。

發燒
比平時要高的體溫，通常會導致嚴重流汗以及無法控制的顫抖。

跳蚤
一種體型很小、很會跳的無翅昆蟲，以人類或其他動物的血液為食。

病菌
不是毒藥但會引發疾病或損害健康的生物。例如原生生物、病毒或細菌。

免疫
不會得某種疾病。

感染
身體被病菌入侵，或是由生病的人把某種疾病傳播給健康的人。

預防接種
一種通過弱化某種疾病，再故意將它感染給健康的人的疾病預防方法。

微生物
這基本上只是把病菌講得比較好聽的名詞而已。

遷徙
人類在國家或大陸之間的搬遷移動。

瘟疫
會在短時間內蔓延並殺死許多人的疾病。

靜脈和動脈
體內的血管網絡，血液通過這個網絡流回心臟（也從心臟流出），再將血液打出去，輸送到全身各處。

黴菌
微小的真菌，會在腐爛的植物或動物材質上面做皮毛狀的生長。

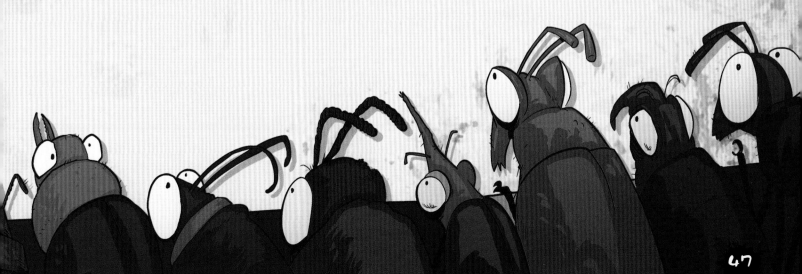

47

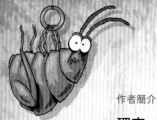

作者簡介

理查‧普雷特（Richard Platt）

自1992年起開始為孩子寫書。作品《城堡日記》（*Castle Diary*）曾入圍英國科特馬施樂獎（Kurt Maschler Award）、時代教育支持獎（The Times Education Supplement Award）、歷史今日獎（History Today）。《海盜日記》（*Pirate Diary*）榮獲2002年凱特‧格林威獎、聰明銀牌獎（Silver Smarties Award）、2003年藍彼得獎（Blue Peter Book Award）。

繪者簡介

約翰‧凱利（John Kelly）

從事插畫工作超過20年。曾為各大出版社如Macmillan、DK、Egmont和 Scholastic繪製插畫。繪本作品《猜猜誰來晚餐》（*Guess Who's Coming for Dinner?*）曾入圍凱特‧格林威獎。

譯者簡介

張東君

臺大動物系所畢業，日本京都大學動物所博士課程結業。科普作家，第40屆金鼎獎與第五屆吳大猷科學普及著作獎得主。現任財團法人臺北動物保育教育基金會祕書組組長。著譯作以動物和科學主題為主，著有《動物勉強學堂》、《屎來糞多學院》等；自詡為《屁屁偵探》臺灣代言人。目前著譯作將近220本，目標為「著作等歲數譯作等身」。

圖片來源

Pages 5 Science Photo Library (SPL)/D. Ferguson/ISM/Barry Dowsett//Eye of Science; Page 6 Shutterstock/Irina Tischenko; Page 7 Alamy/History and Art Collection/SPL/Eye of Science / Steve Allen; Page 13 Shutterstock/Photomay/13 Shutterstock/ Biomedical; Page18 Professor Shimon Gibson/SPL/Meckes/ Otawa; Page 19 SPL/Dr Kari Lounatmaa/Reuters/Ajay Verma; Page 20 Shutterstock/Tomas Palsovic; Page 23 SPL/IML/CCI Archive/ Getty/Hulton Archive; Page 24 AKG/ Mus e d' Orsay; Page 25 SPL/James King-Holmes/iStock/Grafissimo/ AKG/Archiv f r Kunst & Geschichte, Berlin; Page 27 Shutterstock/leospek /DuxX;

Page 28 Shutterstock/phichet chaiyabin/Page 31 AKG, London/ Getty/Science & Society Picture Library/Getty/Heritage Images; Page 32 SPL; Page 33 Getty/Bettmann; /iStockphoto; Page 34 Shutterstock/pcruciatti/Shutterstock/Sebastian Kaulitzki; Page 35 Shutterstock/pcruciatti; Page 36 Getty/Hulton Archive; Page 37 Shutterstock/Sebastian Kaulitzki/Shutterstock/Michael Taylor/ Alamy/ Nigel Cattlin; Page 39 Alamy/Arco Images/Shutterstock/Everett Historical; Page 40 Shutterstock/Mikhal Malyshev;Page 41 Getty/ Yuri Smityuk; Page 42 Shutterstock/Puwadol Jaturawutthichai; Page 43 Shutterstock/Chatchai.wa; Page 45 Shutterstock/Julia Sanders/ Getty/J. Carrier/World Health Organization, Geneva.

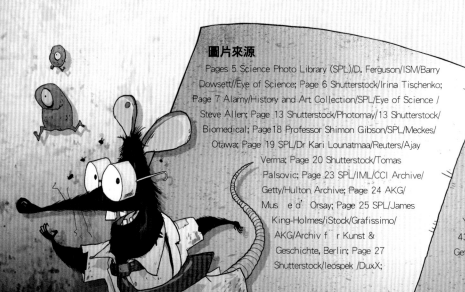